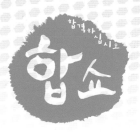

합격하십시오
합쇼

KB022480

보건교육사 **3**급
실전 모의고사

김정임·이대호 공저

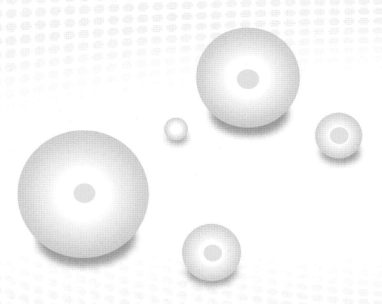

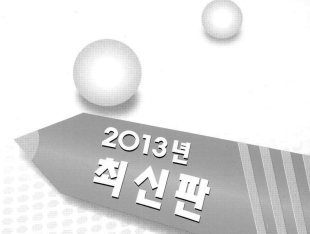

2013년
최신판

영림미디어

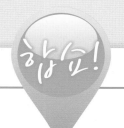

머리말 Preface

보건교육사 국가자격고시!

다소 늦은 감이 없지는 않다. 그러나 이제 우리나라에서도 뒤늦게나마 국가적인 차원에서 마침내 국민 모두의 건강의 중요성과 소중함을 절실히 인식한 나머지 그 정책의 일환으로 명실공히 '보건교육사 국가자격시험'이라는 정책을 제시하기에 이르렀다. 이는 우리 국민들 모두가 오래 전부터 절실히 소망하고 갈망해 오던 희망이었기에 우리 모두의 기쁨인 동시에 매우 다행스럽고 행복한 일이 아닐 수 없다.

〈보건교육사 3급 실전 모의고사〉는 이처럼 국가가 지향하는 정책에 보조를 같이 하고 발을 맞추기 위해 장차 보건교육사를 꿈꾸고 있는 수험생 누구에게나 [합격]이라는 영예로운 열매를 보다 쉽게 안겨드리기 위하여 국가고시 문제에 근접한 문제 출제를 하기 위한 최선을 다하였다. 또한 장차 보건교육사가 필수적으로 알고 이해해야 할 핵심적인 부분만을 엄선하여 쉽게 풀어 나갈 수 있도록 최선을 다하였다.

여기서 잠깐 본 문제집의 자랑거리를 감히 자신있게 밝히지 않을 수 없다.

본 문제집은 국시원에서 발표한 4개의 과목과 과목별 분야 및 영역에 대하여 보건분야연구팀의 김정임팀장과 국시원문제유형분석팀의 이대호팀장이 집중분석 후 적중률이 뛰어난 문제들로만 만들어진 문제집임을 말하고자 한다. 이에 아직까지 국내에서 출간된 문제집으로서는 그 어느 문제집들과 달리 국내 유일무이한 특별한 문제집이며, 그렇기에 수험생들 모두에게 합격의 영광을 돕는데에 크게 기여할 것을 믿어 의심치 않는다.

끝으로 본 문제집의 문제출제를 위해 온갖 성의와 정성을 다한 끝에 이처럼 주옥 같은 문제집을 탄생시킬 수 있게 해 주신 보건분야연구팀과 국시원문제유형분석팀의 팀원들에게 진심으로 고마움을 전해 드린다.

마지막으로 본 문제집을 통하여 국가고시에 도전하는 전국의 모든 응시자들에게 부디 합격의 영광이 있기를 진심으로 빌어마지 않는다.

저자진 일동

'돈을 잃으면 조금 잃은 것이요,

명예를 잃으면 많이 잃은 것이며,

건강을 잃으면 모든 것을 잃은 것과 같다'

라는 말이 있다. 또한 '체력은 국력'이란 말도 있다. 그러기에 〈J.F. 케네디〉는 일찍이 '그 나라 국민의 건강은 그 나라 국민들 모두가 장차 누릴 수 있는 미래의 열쇠'라고 역설하기도 하였다.

이처럼 백 번, 천 번을 되풀이하여 강조해도 지나치지 않을 정도로 이 세상에서 그 어느 것보다도 가장 귀하고 소중한 것이 바로 건강이리라.

내용문의 **김정임저자** daeyoung50@hotmail.com
이대호저자 daiho35@hanmail.net

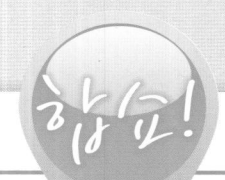

보건교육사 시험에 관하여

1 보건교육사의 개요

보건교육사는 개인, 집단, 산업체 및 지역사회가 체계적이고 효율적인 보건교육을 통하여 건강상 바람직한 행동을 자발적으로 할 수 있도록 교육하고 환경을 조성하며 사전 예방적 건강관리사업을 수행함으로서 국민의 질병을 예방하고 건강을 증진하는 적문직업인이다.

2 보건교육사 자격증 발급기관

보건교육사 국가자격제도는 보건복지가족부에서 관장하고 있으며, 자격증은 보건복지가족부장관명의로 발급되는 국가자격증이다.

3 보건교육사의 법률적 근거

국민건강증진법

제12조의2(보건교육사자격증의 교부 등)

① 보건복지가족부장관은 국민건강증진 및 보건교육에 관한 전문지식을 가진 자에게 보건교육사의 자격증을 교부할 수 있다.

제12조의3(국가시험)

① 제12조의2제4항의 규정에 의한 국가시험은 보건복지가족부장관이 시행한다. 다만, 보건복지가족부장관은 국가시험의 관리를 대통령령이 정하는 바에 의하여 시험관리 능력이 있다고 인정하는 관계전문기관에 위탁할 수 있다.

② 보건복지가족부장관은 제1항 단서의 규정에 의하여 국가시험의 관리를 위탁한 때에는 그에 소요되는 비용을 예산의 범위 안에서 보조할 수 있다.

③ 보건복지가족부장관(제1항 단서의 규정에 의하여 국가시험의 관리를 위탁받은 기관을 포함한다)은 보건복지가족부령이 정하는 금액을 응시수수료로 징수할 수 있다.

④ 시험과목 · 응시자격 등 자격시험의 실시에 관하여 필요한 사항은 대통령령으로 정한다.

제12조의4(보건교육사의 채용)

국가 및 지방자치단체는 대통령령이 정하는 국민건강증진사업관련 법인 또는 단체 등에 대하여 보건교육사를 그 종사자로 채용하도록 권장하여야 한다.

4 보건교육사의 등급별 자격기준

등급	자격기준
보건교육사 1급	보건교육사 1급 시험에 합격한 자
보건교육사 2급	1. 보건교육사 2급 시험에 합격한 자 2. 보건교육사 3급 자격을 취득한 자로서 보건복지가족부장관이 정하여 고시하는 보건교육 업무에 3년 이상 종사한 자
보건교육사 3급	보건교육사 3급 시험에 합격한 자

5 응시자격

가. 관련근거 : 국민건강증진법 시행령 제18조의3, 부칙 제21228호(2008.12.31)

시험종목	응 시 자 격
보건교육사 1급	1. 보건교육사 2급 자격을 취득한 자로서 시험일 현재 보건복지가족부장관이 정하여 고시하는 보건교육 업무에 3년 이상 종사한 자 2. 「고등교육법」에 따른 대학원 또는 이와 동등이상의 교육과정에서 보건복지가족부령으로 정하는 보건교육 관련 교과목을 이수하고 석사 또는 박사학위를 취득한 자로서 시험일 현재 보건복지가족부장관이 정하는 고시하는 보건교육 업무에 2년 이상 종사한 자
보건교육사 2급	1. 「고등교육법」 제2조에 따른 학교 또는 이와 동등 이상의 교육과정에서 보건복지가족부령으로 정하는 보건교육 관련 교과목을 이수하고 전문학사 학위 이상을 취득한 자
보건교육사 3급	1. 시험일 현재 보건복지가족부장관이 정하여 고시하는 보건교육업무에 3년 이상 종사한 자 2. 2009년 1월1일 이전에 보건복지가족부장관이 정하여 고시하는 민간단체의 보건교육사 양성과정을 이수한 자 3. 「고등교육법」 제2조에 따른 학교 또는 이와 동등 이상의 교육과정에서 보건복지가족부령으로 정하는 보건교육 관련 교과목 중 필수과목 5과목 이상, 선택과목 2과목 이상을 이수하고 전문학사 학위 이상을 취득한 자

※ 단, 보건교육사 3급의 응시자격란의 제1호 및 제2호의 개정규정은 2012년 12월 31일까지 효력을 갖는다.

나. 보건복지가족부령으로 정하는 보건교육 관련 교과목(국민건강증진법 시행규칙 제7조의2 별표4)

구분	과목명	최소 이수과목 및 학점
필수과목	보건교육학, 보건학, 보건프로그램개발 및 평가, 보건교육방법론, 보건교육실습, 조사방법론, 보건사업관리, 보건의사소통, 보건의료법규	총 9과목 및 총 22학점 이수
선택과목	해부생리, 보건통계, 보건정보, 인간발달론, 사회심리학, 보건윤리, 환경보건, 역학, 질병관리, 안전교육, 생식보건, 재활보건, 식품위생, 정신보건, 보건영양, 건강과 운동, 구강보건, 아동보건, 노인보건, 학교보건, 산업보건, 지역사회보건	총 4과목 및 총 10학점 이수

※ 비고: 교과목의 명칭이 동일하지 아니하더라도 보건복지부장관 또는 보건복지부장관이 정하여 고시하는 보건교육관련 법인, 단체가 교과의 내용이 동일한지 여부를 심사하여 동일하다고 인정하는 경우에는 동일 교과목으로 본다. 이와 관련된 사항은 한국보건복지인력개발원 보건교육사 자격관리사무국에서 확인

다. 2010년 2월 졸업예정자에 대하여는 응시자격을 부여하되, 2010년 2월 이전에 해당 학위등록을 필한 자에 한하여 그 합격을 인정합니다.

라. 보건복지가족부장관이 정하여 고시하는 보건교육 업무에 종사하고 있는 자는 응시자격을 부여하되, 국가시험 시행일 이전까지 각 급별 응시자격 기준을 충족한 자에 한하여 그 합격을 인정합니다.

6 시험형태 및 방법

- 시험형태 : 필기시험
- 시험방법 : 객관식 5지선다형

7 시험과목 및 시험시간표

시험과목

- **시험과목 수**: 총4과목
- **문제 수**: 110문제
- **배점**: 1점–1문제(단, 보건의료법규 0.5점–1문제)
- **총점**: 100점

시험시간표

- **시험과목**: 보건교육프로그램 개발 및 평가(20), 보건학(30), 보건교육학(40), 보건의료법규(20)
- **입장시간**: 08시 30분
- **시험시간**: 09시 00분~10시 40분(100분)
  (2012년 4회 국가시험부터 시험시간과 시험시작 시간이 변경되었음)

8 합격자 발표

- 국시원 홈페이지(www.kuksiwon.or.kr) 이용
- ARS 이용번호 : 060–700–2353

9 면허 · 자격신청

한국보건복지인력개발원 보건교육사 자격관리사무국

10 보건교육사 3급 국가시험 출제범위

시험명	보건교육사 3급		적용기간	2012년 제4회 부터 ~ 별도 공지시 까지	
직무내용	보건교육사는 개인, 집단, 산업체 및 지역사회가 체계적이고 효율적인 보건교육을 통하여 건강상 바람직한 행동을 자발적으로 할 수 있도록 교육하고 환경을 조성하며 사전 예방적 건강관리사업을 수행함으로써 국민의 질병을 예방하고 건강을 증진하는 전문직업인입니다. 보건교육사 3급의 직무는 개인 및 개인간 수준의 보건교육 프로그램 개발 및 수행, 평가 업무를 주로 수행합니다.				
시험형식	객관식		문제수	110	시험시간 100분

시험과목명	문제수	분야	영역		비고
1. 보건교육프로그램 개발 및 평가	20	1. 프로그램의 이해	1.	개념 및 유형	문제당 1점
		2. 요구도 진단	1.	자료수집 및 분석	
			2.	문제점 파악	
		3. 프로그램의 기획	1.	보건교육 기획이론	
			2.	대상자 설정	
			3.	목적과 목표설정	
			4.	프로그램 설계	
		4. 프로그램 평가	1.	평가이론	
			2.	평가방법	
2. 보건학	30	1. 보건의 개념	1.	건강과 질병	
			2.	공중보건	
		2. 인구와 보건통계	1.	인구보건	
			2.	보건통계	
		3. 역학 및 질병관리	1.	역학	
			2.	감염병 관리	
			3.	만성질환(생활습관병) 관리	
		4. 환경보건	1.	환경과 건강	
			2.	산업보건	
			3.	안전과 건강	
		5. 식생활과 건강	1.	식품위생	
			2.	보건영양	
		6. 보건행정	1.	보건행정에 대한 이해	
			2.	보건관리	
			3.	의료보장	
3. 보건교육학	40	1. 보건교육의 이해	1.	보건교육의 개념	
			2.	보건교육사의 역할	
		2. 건강증진의 이해	1.	건강증진의 개념	
			2.	국내외 건강증진사업	

시험과목명	문제수	분야	영역		비고
3. 보건교육학	40	3. 보건교육 관련 행위이론	1.	개인수준의 이론	문제당 1점
			2.	개인 간 수준의 이론	
		4. 보건교육방법	1.	교육방법의 선정	
			2.	교육매체의 선정	
		5. 분야별 보건교육	1.	지역사회 보건교육	
			2.	학교 보건교육	
			3.	산업장 보건교육	
			4.	의료기관 보건교육	
4. 보건의료법규	20	1. 의료법	1.	의료법 총칙	문제당 0.5점
			2.	의료인	
			3.	의료기관	
			4.	의료광고	
			5.	감독	
			6.	분쟁의 조정	
			7.	보칙 및 벌칙	
		2. 국민건강증진법	1.	총칙	
			2.	국민건강의 관리	
			3.	국민건강증진기금	
			4.	보칙 및 벌칙	
		3. 지역보건법			
		4. 감염병의 예방 및 관리에 관한 법률	1.	총칙	
			2.	신고와 보고의 의무	
			3.	건강진단	
			4.	예방접종과 예방시설	
			5.	환자 및 방역조치	
			6.	예방조치	
			7.	경비	
			8.	보상	
			9.	보칙 및 벌칙	
		5. 건강검진기본법	1.	총칙	
			2.	국가건강검진위원회	
			3.	국가건강검진	
			4.	보칙 및 벌칙	
		6. 국민건강보험법	1.	총칙	
			2.	가입자	
			3.	국민건강보험공단	
			4.	보험급여	
			5.	건강보험심사평가원	
			6.	보험료	
			7.	이의신청 및 심사청구	
			8.	보칙 및 벌칙	
		7. 학교보건법			
		8. 모자보건법			

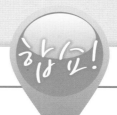

목 차 Contents

머리말

보건교육사 시험에 관하여

PART 1
**실전
모의고사**
100분 최종 모의시험

실전모의고사 　제 1 회	03
실전모의고사 　제 2 회	17
실전모의고사 　제 3 회	31
실전모의고사 　제 4 회	47
실전모의고사 　제 5 회	61

PART 2
**정답 및
해설**

정답 및 해설 　제 1 회	77
정답 및 해설 　제 2 회	80
정답 및 해설 　제 3 회	83
정답 및 해설 　제 4 회	86
정답 및 해설 　제 4 회	89

부 록 ● OMR 카드

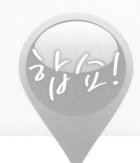

보건교육사 3급 HEALTH EDUCATOR

PART 1 실전모의고사

actual test

1회 실전모의고사 **03**

2회 실전모의고사 **17**

3회 실전모의고사 **31**

4회 실전모의고사 **47**

5회 실전모의고사 **61**

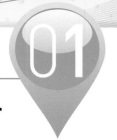

1과목	보건프로그램의 개발 및 평가	20문항

보 건 교 육 사 H E A L T H E D U C A T O R

01 연속 보건프로그램과 종합 보건프로그램의 설명으로 틀린 것은?

① 생애주기별 건강교실, 초급, 중급, 고급 운동교실 등이 연속 보건프로그램이라 할 수 있다.

② 연속 보건프로그램은 동일한 특성의 여러 활동 프로그램들이 단일의 목적과 목표를 달성하기 위하여 연속적으로 실시하지 않는다.

③ 연속 보건프로그램은 어떤 보건프로그램이 종료되면 그 다음 보건프로그램이 시작되는 연결 형태로 운영하지 않는다.

④ 종합 보건프로그램은 여러 영역의 보건프로그램을 한 곳에 모아서 종합적으로 전개하는 보건프로그램이다.

⑤ 종합 보건프로그램은 각 보건프로그램의 고유한 목표와 성격을 그대로 유지하면서 그 연계성을 합리적으로 조합하여 하나의 종합적인 기능이 이루어지도록 한다.

02 구성 범위에 따른 유형별 보건프로그램의 설명으로 틀린 것은?

① 단일 보건프로그램은 특정한 단일 목적 또는 목표를 달성하기 위한 독자적인 활동이다.

② 연속 보건프로그램은 문제 해결을 위한 하나의 주제를 여러 개의 내용으로 나누어 일정한 순서에 따라 실행하는 활동이다.

③ 통합 보건프로그램은 한 주제에서 세분화된 여러 활동이나 비슷한 성격을 가진 여러 활동들을 하나의 체계 속에 연결시켜 활동으로 구성한 것이다.

④ 복합 보건프로그램은 다양한 주제의 세부 보건프로그램을 운영하게 되는데 전형적인 복합 프로그램의 사례가 된다.

⑤ 종합 보건프로그램은 여러 영역의 보건프로그램을 한 곳에 모아서 종합적으로 전개하는 보건프로그램이다.

03 PRECEDE-PROCEED모형의 평가단계에서 바르게 설명한 것은?

가. 6, 7, 8단계에서는 앞의 진단단계에서 설정한 목표를 달성했는지를 지속적으로 확인하는 단계이다.

나. 과정평가인 6단계에서는 보건프로그램을 실행하는 과정에서 평가를 실시하여 문제를 발견하여 수정하는 단계이다.

다. 영향평가인 7단계에서는 보건프로그램 실행의 단기적 효과를 평가한다.

라. 종합평가인 8단계에서는 보건프로그램의 단기적인 결과인 건강과 삶의 질을 평가한다.

① 가, 나   ② 나, 다   ③ 가, 나, 다
④ 나, 다, 라   ⑤ 가, 나, 다, 라

04 디그난과 카알(Dignan & Carr)모형의 단계 순서로 바르게 짝지어진 것은?

① 지역사회 분석-지역사회 진단-보건프로그램의 초점 확인-대상자 분석-보건프로그램 계획의 개발-실행-평가

② 지역사회 진단-지역사회 분석-보건프로그램의 초점 확인-대상자 분석-보건프로그램 계획의 개발-실행-평가

③ 지역사회 분석-지역사회 진단-대상자 분석-보건프로그램 계획의 개발-보건프로그램의 초점 확인-실행-평가

④ 대상자 분석-지역사회 분석-지역사회 진단-보건프로그램의 초점 확인- 보건프로그램 계획의 개발-실행-평가

⑤ 보건프로그램 계획의 개발-대상자 분석지역사회 분석-지역사회 진단-보건프로그램의 초점 확인- 실행-평가

05 SWOT의 외부환경 분석과정을 그림으로 나타낸 것이다. 빈 공간에 들어갈 알맞은 내용은?

```
┌─────────────┐
│ 외부환경변화  │
│ 시사점을 정리 │
└─────────────┘
       ↓
┌──────────┐ ┌──────────┐
│ 기회적인   │ │ 위협적인   │
│ 요인을 파악 │ │ 요인을 파악 │
└──────────┘ └──────────┘
       ↓
┌─────────────┐
│   (       )  │
└─────────────┘
       ↓
┌─────────────┐
│ 기회 및 위협적인│
│  요인을 정리  │
└─────────────┘
```

① 외부환경 분석   ② 방향 설정
③ 분석 요약   ④ 요인별 중요도 평가
⑤ 요인 검증

06 BPRS 보건프로그램에서는 다음과 같은 작업지에 BPRS에서 계산된 점수의 크기에 따라 우선순위를 결정한다. 빈 칸에 들어가야 할 알맞은 요소 항목은?

건강문제	요소				순위
	A: ( ) (0~10)	B: 심각성 (0~10)	C: 개입효과 (0~10)	BPRS (A+2B)/C	

① 문제 분석   ② 기초 문제   ③ 문제 크기
④ 문제 항목   ⑤ 문제 현황

07 다음 중 요구도 사정 목적에 포함되는 것은?

가. 지역사회 건강문제의 파악   나. 건강문제의 해결 역량 파악
다. 건강문제의 완치 가능성 파악   라. 평가의 기초 자료 확보
마. 환경의 영향 예측

① 가, 나, 다   ② 나, 다, 라
③ 가, 나, 다 라   ④ 가, 나, 라, 마
⑤ 나, 다, 라, 마

08 '비구조화 면접'의 장점이 아닌 것은?

① 면접 상황에 대한 적응도가 높다.
② 면접 결과의 분석이 공통적이다.
③ 면접 결과의 타당성이 높다.
④ 새로운 사실의 발견이 가능하다.
⑤ 조사원의 재량이 신축적이다.

09 관찰법의 장점으로 바르게 설명한 것은?

가. 자료의 수집이 발생 즉시 가능하다.
나. 관찰에 의한 비언어적 자료의 수집이 가능하다.
다. 자연스러운 상태의 정보수집이 가능하다.
라. 조사 대상자에 대한 접근 방법이 다양하다.
마. 다양한 종류의 많은 자료를 수집할 수 있다.

① 가, 나, 다   ② 가, 다, 마   ③ 가, 나, 다, 라
④ 나, 다, 라, 마   ⑤ 가, 나, 다, 라, 마

10 관찰법의 단점으로 맞지 않는 것은?

가. 수집된 자료의 질적 특성으로 인하여 수량화 작업이 용이하다.
나. 자연스러운 상황에서의 관찰이 갖는 장점으로 인하여 외부적 요인의 통제가 어려운 경우가 많다.
다. 많은 대상을 동시에 관찰할 수 없어 일반화가 어렵다.
라. 보안이나 프라이버시를 이유로 관찰이 어려운 경우도 있다.
마 조사대상자의 익명성이 보장되지 않고 조사자의 신분과 관찰 사실을 숨기는 것에 대한 윤리적 문제가 발생한다.

① 가   ② 나   ③ 다
④ 라   ⑤ 마

11 목표를 구체적으로 기술할 때는 5가지 내용이 포함되어야 한다. 5가지 내용이란 무엇을, 언제까지, 어디서, 누구에게, (   ) 등이다. (   ) 안에 알맞은 내용은?

① 누가   ② 얼마나   ③ 어떻게
④ 결과   ⑤ 왜?

12 다음 표의 내용 중 (　　　)안에 들어가야 할 알맞은 말로 바르게 짝지어진 것은?

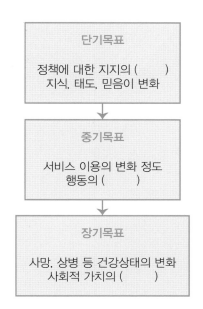

① 척도, 변화, 척도

② 변화, 발전, 척도

③ 발전, 척도, 변화

④ 변화, 변화, 변화

⑤ 발전, 변화, 변화

13 보건프로그램 설계시 고려할 사항으로 틀린 것은?

　가. 클라이언트의 요구를 충족시켜 줄 수 있는 주요 수단이 되어야 하며, 클라이언트에게 보건프로그램 실행 후의 변화에 대한 청사진을 제시할 수 있어야 한다.
　나. 보건프로그램 실행에 필요한 효과적인 중재방법을 개발할 때에는 클라이언트의 요구를 반영하지 않는다.
　다. 운영에 필요한 인력의 배치 및 역할에 대한 정보가 포함되어야 하며 클라이언트가 구체적으로 변화하는데 필요한 방향성을 제시할 수 있어야 한다.
　라. 활동계획에 대한 설계는 보건프로그램에서 설정한 목적과 목표를 단기간에 만족할 수 있도록 중재방법을 체계적으로 개발하는데 도움을 줄 수 있어야 한다.
　마. 보건프로그램과 활동 계획은 동기화된 클라이언트에게 활용할 수 있는 수단을 제공해 줄 수 있어야 한다.

① 가

② 나

③ 가, 나

④ 다, 라

⑤ 마

14 다음에서 보건프로그램 내용의 선정기준으로 바르지 않은 것은?

　가. 합목적성　　나. 동기유발　　다. 성취가능성
　라. 기회　　　　마. 포괄성　　　바. 현실성
　사. 지역성　　　아. 사회성

① 가, 나

② 다, 라

③ 마, 바

④ 사, 아

⑤ 아

15 보건프로그램 실행계획을 수립할 때 고려해야 할 항목 중에 '어떻게'에 대한 구체적 내용으로 알맞은 것을 모두 골라라.

　가. 보건프로그램의 내용　　나. 보건프로그램의 구조화 절차
　다. 보건프로그램의 실행 절차　　라. 예산과 인력의 준비
　마. 홍보와 보건프로그램 수단

① 가, 나, 다

② 나, 다, 라

③ 가, 다, 마

④ 나, 라, 마

⑤ 다, 라, 마

16 다음은 어떤 평가에 관한 설명인가?

　• Scriven은 이 평가방법을 '평가의 평가'로 정의하였으며, 특정평가의 품질과 가치를 결정하는 평가라 할 수 있다고 말하였다.
　• Davidson은 '평가 주체가 실시한 1차적인 평가에 대해 평가 자체의 강점과 약점은 물론 그 평가의 전반적인 유용성, 정확성 및 타당성, 실현 가능성에 대한 비평적인 평가'로 정의하였다.

① 종합평가

② 메타평가

③ 형성평가

④ 수행평가

⑤ 절대평가

17 다음에서 과정지표에 해당하는 것은?

　가. 클라이언트가 갖는 문제의 정도
　나. 문제분석
　다. 문제해결을 위해서 제공된 서비스의 종류나 양
　라. 문제와 서비스의 관련성 정도

① 가, 나, 다

② 나, 다, 라

③ 가, 다, 라

④ 가, 나, 라

⑤ 가, 나, 다, 라

18 보고서의 요건을 바르게 설명한 것은?

> 가. 이용자가 필요로 할 것으로 예상되는 모든 정보를 제공해야
>   한다.
> 나. 정확하게 작성되어야 한다.
> 다. 간결하고 명확하게 작성되어야 한다.
> 라. 정보전달의 효율성을 가져야 한다.

① 가, 나, 다   ② 나, 다, 라   ③ 가, 나, 라
④ 가, 다, 라   ⑤ 가, 나, 다, 라

19 다음은 평가와 유사한 용어 중 어떤 것을 설명한 것인가?

> 측정을 위한 척도로 개인의 행동이나 수행을 평가하는데 사용
> 된다. 신체적, 정신적, 사회적 능력에 대한 개인차를 측정할 목
> 적으로 일정한 조건 하에 미리 정해 놓은 문서나 자극을 제시한
> 후 그에 대한 반응 및 성과를 어떤 기준을 근거로 하여 양적 혹
> 은 질적으로 비교하거나 설명하는 절차이다.

① 사정   ② 모니터링   ③ 시험
④ 측정   ⑤ 검사

20 아래의 양식으로 설문조사를 하였을 때의 장점으로 맞는 것은?

> 1. 귀하는 현재 술을 마십니까?
>   ㉠ 예(　)
>   ㉡ 아니오(　) '아니오'의 경우 3번으로 가시오.
>
> 2. 술을 마신 지 얼마나 되었습니까? _____ 년
>
> 3. 과음은 건강에 어떤 영향을 미친다고 생각하십니까?
>   ㉠ 절대로 해롭다.   ㉡ 비교적 해롭다.
>   ㉢ 약간 해롭다.   ㉣ 대체로 해롭지 않다.
>   ㉤ 전혀 해롭지 않다.

① 질문에 대한 답변이 표준화되어 있지 않아 응답자간의 비교,
   분석이 쉽지 않다.
② 사적인 질문에 대해 선택할 수 있게 민감한 주제에 적합하다.
③ 리커트 척도식 질문과 같이 질문에 대한 응답항목을 불규칙
   하게 구성하여 선택할 수 있다.
④ 응답자가 상세한 답변을 할 수 있도록 항목 간 중복을 허용
   한다.
⑤ 질문이 모호한 경우에는 선택항목을 통해 질문의 의미가 잘
   전달 되지 않는다.

2과목   **보건학** | 30문항 |

보 건 교 육 사 H E A L T H E D U C A T O R

01 오타와 헌장에서 제시한 건강증진의 활동영역으로 올바른 것은?

> 가. 공공정책수립   나. 건강에 유리한 환경조성
> 다. 지역사회 활동   라. 개인기술개발
> 마. 보건의료서비스 방향재설정

① 가, 나, 다   ② 다, 라, 마   ③ 나, 다, 라
④ 가, 다, 라, 마   ⑤ 가, 나, 다, 라, 마

02 공동목표를 달성하기 위하여 조직 구성원의 행동이 통일되도록
질서정연하게 배열하는 것을 무엇이라고 하는가?

① 기획   ② 조정   ③ 지휘
④ 조직화   ⑤ 예산

03 공중보건의 개념이 싹튼 시기로 공중보건학이 학문적으로 체계
를 갖추기 시작한 시기는?

① 고대기   ② 중세기   ③ 여명기
④ 확립기   ⑤ 발전기

04 희귀한 건강문제가 발생한 경우 원인을 규명하기 위한 연구방법
은?

① 기술연구   ② 단면연구   ③ 환자-대조군 연구
④ 코호트 연구   ⑤ 실험연구

05 특정한 병원체에 저항하는 저항력을 면역이라고 한다. 다음 중 맞는 것은?

① 저항력이 높으면 감수성도 높다.
② 저항력이 낮아지면 감수성에는 영향이 없다.
③ 저항력이 낮으면 감수성도 낮다.
④ 저항력이 높으면 감수성은 낮다.
⑤ 저항력이 높아지면 감수성에는 영향이 없다.

06 물에 대한 수질검사를 지속적으로 하도록 규정할 수 있는 자는?

① 국민건강관리공단
② 보건복지부
③ 시장·군수·구청장
④ 시·도지사
⑤ 수자원공사

07 40명 이상의 대집단에게 보건교육을 할 경우 좋은 학습방법은?

① 토의법
② 역할극
③ 대화법
④ 강의법
⑤ 개별접촉

08 지역사회보건과 임상의학에 대한 내용으로 맞는 것은?

① 지역사회보건은 임상병력 정보를 알 수 있다.
② 임상의학은 지역사회 건강문제를 진단할 수 있다.
③ 지역사회보건은 질병수준을 평가할 수 있다.
④ 지역사회보건은 건강회복 상태를 평가할 수 있다.
⑤ 임상의학은 환자의 건강회복을 하는 것이 목표가 된다.

09 병원이 건강증진 활동에 미치는 영향에 대하여 맞는 것은?

① 보건교육이 집중적으로 이루어질 수 있는 시간적 여유가 없다.
② 건강증진 관련 전문가가 비교적 적다.
③ 건강증진서비스를 병원에서 실시할 수 없다.
④ 입증되지 않은 건강증진 행위에 대한 새로운 역할을 수행할 수 있다.
⑤ 건강증진프로그램의 효과가 감소된다.

10 역량강화에 대한 설명으로 맞는 것은?

① 본인과 가족의 건강을 유지할 수 있도록 스스로의 건강관리에 적극 참여하여 자신들의 행동에 책임을 느끼게 하는 것이다.
② 건강에 대한 대중의 관심을 불러일으키고 보건의료의 수요를 충족시킬 수 있는 건강한 보건정책을 수립하도록 하는 것이다.
③ 모든 사람들이 건강을 위한 발전을 계속하도록 건강에 영향을 미치는 관련분야 전문가들이 협조하는 것이다.
④ 노동과 노동환경에 관련된 건강문제를 다루는 분야이다.
⑤ 자료를 수집하고 분석하며 분석한 것을 토대로 하여 합리적인 의사결정을 하는 과학적 방법을 의미한다.

11 다음 영양소 중 1g당 4kcal를 소비하는 것은?

① 탄수화물
② 단백질
③ 지방
④ 무기질
⑤ 비타민

12 산업보건의 기틀을 마련한 자는 누구인가?

① Leeuwen Hock
② Ramazzini
③ Jenner
④ Koch
⑤ Rathborne

13 보건사업 수행에 지역사회 참여를 하는 과정에서 상징이란?

① 주민의 참여없이 행정기관에 의하여 결정이 이루어지는 것이다.
② 주민들이 정책결정 및 집행에 영향을 미치지 못하고 건의나 견해를 제시하는 것이다.
③ 주민의 여건이 높을 때 정책에 필수적인 통합부분의 형태로 일어난 것이다.
④ 행정기관과 주민간의 협의로 정책결정을 진행하는 것이다.
⑤ 확인된 자원을 정리하여 지역사회 지원 목록표를 정리하는 것이다.

14 진료비 지불을 사전에 결정하는 방법으로만 구성된 것은?

> 가. 행위별수가제   나. 봉급제
> 다. 인두제   라. 포괄수가제
> 마. 총액계약제

① 가, 나, 다, 라   ② 나, 다, 라, 마
③ 가, 다, 라, 마   ④ 가, 나, 라, 마
⑤ 가, 나, 다, 라, 마

15 인체에 진폐증을 일으킬 수 있는 것으로, 연료가 연소할 때 발생하는 굴뚝 연기 내의 미세한 재 입자로 불완전한 연소 연료를 함유할 수 있는 것은?

① 연무   ② 훈연   ③ 비산재
④ 분진   ⑤ 박무

16 온도의 수직분포를 나타내는 범위를 올바르게 표현한 것은?

① 기류   ② 대류권   ③ 기습
④ 쾌감대   ⑤ 불쾌지수

17 결핵이나 장티푸스 질병이 발생한 경우 원인이 되는 병원체는?

① 리케치아   ② 진균   ③ 바이러스
④ 세균   ⑤ 기생충

18 1차예방 서비스에 대한 내용으로 맞는 것은?

① 건강검진   ② 조기진단   ③ 의료기관 제공
④ 예방접종   ⑤ 조기치료

19 노령화지수가 몇 %이면 초노령사회라고 하는가?

① 14%   ② 18%   ③ 19%
④ 20%   ⑤ 25%

20 통계분석을 하기 위하여 '남자=1, 여자=2'와 같이 숫자로 표현한 척도를 무엇이라고 하는가?

① 명목척도   ② 비율척도   ③ 순위척도
④ 서열척도   ⑤ 구간척도

21 물의 생리작용에 대한 설명을 맞는 것은?

> 가. 노폐물 배설   나. 영양분의 흡수
> 다. 순환   라. 체온조절
> 마. 음식물의 소화

① 가, 나, 다   ② 다, 라, 마
③ 나, 다, 라   ④ 가, 다, 라, 마
⑤ 가, 나, 다, 라, 마

22 조류 번식에 양분이 될 물질들이 저수지나 호수에 축척되어 조류가 급속히 증식하는 현상은?

① 기온역전   ② 열섬현상   ③ 적조
④ 부영양화   ⑤ 군집독

23 병원체가 숙주에 침범하여 증식하는 능력을 무엇이라고 하는가?

① 병원력   ② 면역력   ③ 독력
④ 감염력   ⑤ 전염력

24 식중독의 역학적 특성에 대한 내용으로 맞는 것은?

① 발생지역이 분산되어 있다.
② 연령적으로 50대가 많다.
③ 급속하게 집단적으로 발생한다.
④ 여자가 주로 많다.
⑤ 봄, 가을에 주로 발생한다.

25 학교에 입학한 경우 감염병 예방을 위하여 며칠 이내로 예방접종을 실시해야 하는가?

① 60일   ② 30일   ③ 90일
④ 100일   ⑤ 40일

26 공기중의 78%를 함유하고 있고, 고기압 상태에서는 중추신경계에 마취작용을 하는 것은?

① 산소   ② 질소   ③ 이산화탄소
④ 수소   ⑤ 탄산가스

27 물을 소독하는 방법으로 맞는 것은?

가. 열	나. 자외선
다. 이온교환	라. pH 변화
마. 모래	

① 가, 나, 다, 라   ② 나, 다, 라, 마
③ 가, 다, 라, 마   ④ 가, 나, 라, 마
⑤ 가, 나, 다, 라, 마

28 만성질환관리 모형에 대한 내용으로 구성된 것은?

가. 보건의료체계의 수행을 향상하기 위하여 지역사회자원과의 연계
나. 의사결정지원
다. 자기건강관리 지원
라. 환자의료체계 설계
마. 임상정보체계

① 가, 나   ② 다, 라, 마
③ 나, 다, 라   ④ 가, 다, 라, 마
⑤ 가, 나, 다, 라, 마

29 기후를 표현하는 요소들로 구성된 것은?

가. 기류	나. 기온	다. 기습
라. 복사열	마. 불쾌지수	

① 가, 나   ② 나, 다   ③ 나, 라
④ 다, 라, 마   ⑤ 가, 나, 다

30 군집독을 예방하기 위한 가장 좋은 방법은?

① 습도를 낮춘다.
② 온도를 낮춘다.
③ 먼지를 줄여준다.
④ 환기를 시킨다.
⑤ 연소가스의 비율을 낮추어 준다.

3과목   보건교육학 | 40문항 |

보 건 교 육 사 H E A L T H E D U C A T O R

01 건강하도록 변화시키기 위해 사회적 자본을 파악하여 기관들간의 정보를 얻고 정책을 결정하는 방식의 이론은?

① ABCD Rule
② 사회연결망이론
③ 상호결정론
④ 범이론적 모형
⑤ 합리적 행동론

02 다음 중 행동주의 이론과 관련이 있는 것으로 구성된 것은?

| 가. 강화 | 나. 연합 | 다. 통찰학습 |
| 라. 동화 | 마. 조절 | |

① 가, 나
② 나, 다
③ 다, 라
④ 라, 마
⑤ 가, 나, 다

03 국민건강증진을 위한 책임은 누구에게 있는가?

① 국민건강관리공단
② 의사
③ 공중보건의
④ 보건복지부장관
⑤ 보건교육사

04 산업장 보건교육의 경우 기대효과로 옳은 것은?

① 지역사회에 대한 파급효과가 크다.
② 질병을 예방하고 관리하며 약물 오남용을 예방할 수 있다.
③ 의사소통의 중요성을 이해하고 자기 주장적 의사소통 방법을 익힌다.
④ 근로자의 생산성이 증가한다.
⑤ 생활습관병을 위한 생활습관을 터득한다.

05 보건교육의 가장 기본적인 단위는?

① 지역사회
② 집단
③ 조직
④ 개인
⑤ 국가

06 지역사회 보건교육의 목적은?

① 작업과 관련된 건강과 안전에 대한 근조자의 지식, 태도, 기술, 행동을 향상시키는 것이다.
② 질병의 조기발견, 예방적 치료 및 사회적 보건제도의 발전을 촉진하는 것이다.
③ 학생과 교직원이 건강하고 안전하게 생활할 수 있도록 질병을 예방, 건강을 보호, 증진함으로써 건강한 학교생활을 유지하기 위함이다.
④ 근로자가 안전하게 업무를 수행할 수 있도록 하기 위해 안전의 중요성을 인식시키는 것이다.
⑤ 지역주민을 대상으로 지역사회 전반에 걸쳐 접근시도하여 건강 문제 감소 및 지역사회 건강수준 개선을 한다.

07 공개적으로 대화하기 어려운 건강문제가 생겼을 때 사용하는 교육방법은?

① 반상회
② 학부모회
③ 동호회 모임
④ 개별접촉
⑤ 신문

08 사회적 건강의 생활개념에 속하는 것은?

① 혈액검사를 한 결과 이상이 없는 상태이다.
② 회사에 입사를 하여 동료들과 협조를 잘한다.
③ 신체적으로 외형상 이상이 없다.
④ 회사동료와의 감정트러블이 많다.
⑤ 신체적 질병은 있지만 일상생활을 하고 있다.

09 교육방법과 매체 선정 시 고려할 사항이 아닌 것은?

① 체계성   ② 효율성   ③ 정교성
④ 다양성   ⑤ 경제성

10 개인행동에 영향을 미치는 자기효능감을 발달시키는 방법은 무엇인가?

① 수행경험   ② 대리경험   ③ 언어적인 설득
④ 생리적 상태   ⑤ 결과기대

11 수업 중 교육 대상자 간의 교육내용과 관련된 상호작용을 통해서 학습이 이루어진다고 주장하는 학습이론은?

① 사회심리학적 관점   ② 구성주위 관점
③ 행동주의 관점   ④ 인지주의 관점
⑤ 치료적 관점

12 생애주기별 보건교육에서 청·장년기에는 일주일에 중간강도로 300분 이상의 유산소 운동을 교육한다. 다음 중 중간강도의 유산소 운동에 해당하는 것은?

① 경보   ② 달리기   ③ 볼룸댄스
④ 줄넘기   ⑤ 언덕오르기

13 또래교육의 단점은 무엇인가?

① 초점에서 벗어나기 쉽다.
② 세밀한 계획과 감시가 필요하다.
③ 철저한 계획과 평가기술이 필요하다.
④ 많은 시간이 소요된다.
⑤ 돌발상황이 발생한다.

14 지역사회 보건교육의 기본원칙에 해당하는 것은?

> 가. 건강증진과 질병예방에 우선순위를 둔다.
> 나. 지역사회 진단을 통한 실증적인 자료를 이용하여 보건교육 계획을 한다.
> 다. 지역주민과 지역사회의 보건관련 민간조직의 적극적인 참여를 유도한다.
> 라. 보건교육사업이 다른 건강증진사업과 연계되어 추진되어야 한다.
> 마. 보건교육 계획은 지역사회 보건프로그램 일부로 포함한다.

① 가, 나, 다   ② 나, 다, 라
③ 다, 라, 마   ④ 가, 라, 마
⑤ 가, 나, 다, 라, 마

15 설득적 커뮤니케이션은 인식하고, 태도를 형성하며, 행동을 일깨워주는 것이다. 그렇다면, McGuire의 설득적 커뮤니케이션 요소 중 정보원의 믿음을 증가시키기 위하여 필요한 것은?

> 가. 신뢰성   나. 정확성   다. 호감도
> 라. 즉시성   마. 권력

① 가, 나, 다   ② 나, 다, 라
③ 다, 라, 마   ④ 가, 라, 마
⑤ 가, 다, 마

16 보건전문인력의 핵심역량으로 구성된 것은?

> 가. 조사분석   나. 기초 보건학
> 다. 의사소통   라. 리더십과 시스템적 사고
> 마. 보건프로그램 기획

① 가, 나, 다, 라   ② 나, 다, 라, 마
③ 가, 다, 라, 마   ④ 가, 라, 마
⑤ 가, 나, 다, 라, 마

17 보건교육, 건강증진 프로그램의 기획 및 평가를 할 수 있는 모형은?

① MATCH   ② 귀인이론   ③ PRECEDE
④ 인지조화론   ⑤ 합리적 행동론

18 산업장 보건교육 프로그램의 세부내용을 개발할 때 고려사항으로 틀린 것은?

① 문제해결 중심의 접근방법 활용
② 대상자의 참여
③ 지역사회 참여증대
④ 다각적인 중재프로그램 수행
⑤ 근로자들의 행동변화 포함

19 지역수준의 보건부서에서 활용하기에 적합한 건강증진 모형은?

① PRECEDE-PROCEED
② MATCH
③ MAPP
④ 건강신념 모형
⑤ 소비자 중심기획모형

20 학습의 효율성이 떨어지며 정확한 학습목표가 상실될 수 있는 교육방법은?

① 집단토의   ② 또래교육   ③ 강의
④ 모델학습   ⑤ 역할극

21 건강문제에 대한 감수성을 낮추고 자발적인 개인 행동수정을 하는 예방보건교육 단계는?

① 1차 예방단계   ② 2차 예방단계
③ 3차 예방단계   ④ 1차, 2차 예방단계
⑤ 2차, 3차 예방단계

22 건강증진을 위한 역량강화 전략으로 사용할 수 있는 방법은?

① 옹호   ② 전단지   ③ 캠페인
④ 지역사회 개발   ⑤ 영상전시물

23 산업장 안전보건업무 구성으로 맞는 것은?

가. 안전보건관리	나. 건강관리
다. 인적관리	라. 환경관리
마. 작업관리	

① 가, 나, 다, 라   ② 나, 다, 라, 마
③ 가, 다, 라, 마   ④ 가, 나, 라, 마
⑤ 가, 나, 다, 라, 마

24 개인이 건강한 행동변화를 망설이고 있을 때 동기부여 상담에 효과적인 이론은?

① 인지조화론   ② 건강신념모형
③ 합리적 행동론   ④ 귀인이론
⑤ 범이론적 모형

25 건강권에 대한 내용으로 틀린 것은?

① 보건의료법 제20조에 건강권이 명시되어 있다.
② 건강에 영향을 미치는 환경적 위협에 평등할 수 있는 권리이다.
③ 국가 또는 사회로부터 총체적이고 포괄적인 보호를 균등하게 향유할 수 있는 기본권이다.
④ 보건의료자원에 접근에 있어서 균등하게 접근할 수 있는 권리이다.
⑤ 보건의료 전달체계 내에서 의료자원을 균등하게 이용할 권리를 의미한다.

26 질병의 자연사에서 병원체의 자극이 형성되는 시기는?

① 비병원성기   ② 초기 병원성기
③ 불현성 감염기   ④ 발현성 질환기
⑤ 회복기

27 보건교육의 목적에 대한 내용이 아닌 것은?

① 모든 사람이 건강 및 건강증진에 관한 기본지식을 갖도록 한다.

② 잘못되어 있는 지식, 태도 및 행동에 영향을 주어 바람직한 변화를 유도한다.

③ 전 지역사회 노인만을 위한 보건수준 향상에 기여한다.

④ 사람들이 건강증진을 현실화 할 수 있는 방법을 알 수 있도록 한다.

⑤ 모든 사람들이 자신들의 건강증진 유지를 위하여 개인적, 집단적으로 행할 수 있는 것을 실천할 수 있게 한다.

28 건강신념모형에서 건강관련 행동을 하게 하는 변수로 구성된 것은?

> 가. 인지된 감수성   나. 인지된 심각성
> 다. 인지된 유익성   라. 인지된 장애요인
> 마. 인지된 행동통제

① 가, 나, 다, 라   ② 나, 다, 라, 마

③ 가, 다, 라, 마   ④ 가, 라, 마

⑤ 가, 나, 다, 라, 마

29 보건교육 내용에 대하여 정리정돈이 필요하며 간략하게 메시지를 전달할 수 있는 교육매체는?

① 슬라이드   ② 게시판   ③ 사진

④ 대중매체   ⑤ 모형

30 안녕모형 중 트레비스 모형에 대한 내용이 맞는 것은?

① 개인이 가진 잠재력을 최대화할 수 있도록 기능을 통합하였다.

② 의학적 치료와 건강증진 활동을 강조하였다.

③ 질병예방 및 건강보호행동, 환자역활행동을 강조하였다.

④ 개인의 기술과 능력을 강화하는 활동 및 사회적, 환경적, 경제적 조건을 변화하는 것을 강조하였다.

⑤ 인간의 행동은 의지로 조절할 수 있으며 합리적인 이유에 근거하여 결정된다.

31 여러 혁신들이 제시되어 전파가 일어나는 과정에 관련된 요인 5가지의 내용으로 틀린 것은?

① 상대적 유용성   ② 적절성   ③ 복잡성

④ 시도가능성   ⑤ 자기효능감

32 개인, 조직, 지역사회, 정부 등의 각 수준에 대하여 적절한 개입을 통해 다양한 대상자를 위한 프로그램을 기획하는 경우 사용하는 모형은?

① PRECEDE-PROCEED

② MATCH

③ MAPP

④ 건강신념 모형

⑤ 소비자 중심기획모형

33 건강모형에서 사회 생태적 모형에 대한 설명으로 맞는 것은?

① 건강과 질병은 질병이 없는 사람이 건강한 상태이다.

② 건강과 질병은 병원, 인간, 환경의 요인이 평형을 이룰 때 건강을 유지한다.

③ 건강과 질병은 개인행동요인이 중요하다.

④ 건강과 질병은 연속선상에 있으며 치료의 목적은 질병을 제거하는 것 외에 건강증긴과 자기건강관리 능력을 향상시키는 것이다.

⑤ 건강은 전체성과 평안을 얻기 위한 개인이 가진 잠재력이며 건강은 창조적인 생활을 영위하기 위한 개인의 이상적인 상태이다.

34 보건교육을 할 때 모방의 학습원리를 이용한 이론은?

① 행동주의 이론   ② 인본주의 이론

③ 인지주의 이론   ④ 자극반응이론

⑤ 사회인지이론

35 교육매체와 교육자료를 효과적으로 활용하기 위한 전략으로 구성된 것은?

> 가. 자료에 대한 사전검토　　나. 자료준비
> 다. 환경준비　　　　　　　　라. 학습자 준비
> 마. 학습경험 제공

① 가, 나, 다　　② 나, 다, 라　　③ 다, 라, 마
④ 가, 라, 마　　⑤ 가, 나, 다, 라, 마

36 오타와 헌장에서 제시한 5대 활동영역과 기본 접근 전략의 내용이 아닌 것은?

① 자원환경의 조성　　② 중재
③ 개인기술의 개발　　④ 고객중심 접근
⑤ 지역사회 활동의 강화

37 과제 피드백이나 교육자와의 온라인 질의응답등의 방법을 활용하는 교수–학습의 원리는?

① 자발적 참여의 원리　　② 개별화의 원리
③ 체험의 원리　　　　　　④ 사회적용의 원리
⑤ 윤리원리

38 학교보건교육의 중요성에 대한 내용으로 맞는 것은?

> 가. 노동집약적 사회　　나. 기술집약적 사회
> 다. 높은 참여율　　　　라. 파급효과가 크다.
> 마. 미래의 국민건강결정

① 가, 나, 다　　② 나, 다, 라　　③ 다, 라, 마
④ 가, 라, 마　　⑤ 나, 라, 마

39 읽는 사람에게만 제한적으로 정보가 제공되며 제한된 견해를 제공할 수 있는 교육매체는?

① 슬라이드　　② 칠판　　③ 팸플릿
④ 대중매체　　⑤ 모형

40 지역사회 건강증진 사업의 대상자를 선정하는데 참고 기준이 되는 PATCH의 4가지 접근법에 속하는 것이 아닌 것은?

> 가. 치료적 접근　　　나. 예방적 접근
> 다. 치료적 평가　　　라. 필요우위적 접근
> 마. 비용–이익적 접근

① 가　　② 나　　③ 다
④ 라　　⑤ 마

4과목	보건의료법규	20문항

보 건 교 육 사 H E A L T H E D U C A T O R

01 전문병원과 상급종합병원 지정의 취소권자는?

① 시·도지사　　　　　　② 시장·군수·구청장
③ 보건복지부장관　　　　④ 중앙회의장
⑤ 건강보험심사평가원 원장

02 다음 중 국민건강증진법의 목적은?

① 모든 국민이 수준높은 의료혜택을 받을 수 있도록 국민의료에 필요한 사항을 규정한다.
② 국민의 질병, 부상에 대한 예방, 진단, 치료, 재활과 출산, 사망 및 건강증진에 대한 보험급여를 실시한다.
③ 보건행정을 합리적으로 조직을 구성하여 운영한다.
④ 국가건강검진에 관한 국민의 권리, 의무와 책임을 정하고 기본적인 사항을 규정함으로써 국민의 보건 및 복지의 증진에 이바지 한다.
⑤ 마약, 향정신성 의약품의 오용 및 남용으로 인한 국민의 위해를 방지하고 국민의 보건향상에 이바지함을 목적으로 한다.

03 의료관련감염병의 의미로 맞는 것은?

① 감염병의 병원체가 인체에 침입해서 증상을 나타내는 사람이다.

② 감염병 병원체가 인체에 침입된 것으로 의심이 되나 감염병환자로 확인전 단계의 사람이다.

③ 증상은 없지만 감염병 병원체를 보유하고 있는 사람이다.

④ 의료행위를 적용받는 과정에서 발생한 감염병을 의미한다.

⑤ 제1군감염병부터 제 5군감염병까지의 감염병을 의미한다.

04 직장가입자가 되는 근로자가 된 경우 보험자에게 며칠 이내에 신고해야 하는가?

① 30일 이내 ② 14일 이내 ③ 60일 이내

④ 40일 이내 ⑤ 90일 이내

05 국가건강검진 업무에 종사자가 비밀을 누설한 경우의 벌칙은?

① 3년 이하 징역 및 벌금 2천만원 이하

② 2년 이하 징역 및 벌금 2천만원 이하

③ 5년 이하 징역 및 벌금 2천만원 이하

④ 3년 이하 징역 및 벌금 1천만원 이하

⑤ 1년 이하 징역 및 벌금 3천만원 이하

06 모자보건요원을 할 수 있는 자는?

| 가. 한의사 | 나. 의사 | 다. 조산사 |
| 라. 간호사 | 마. 보건교육사 | |

① 가, 나, 다 ② 나, 다, 라 ③ 다, 라, 마

④ 가, 다, 마 ⑤ 나, 라, 마

07 건강검사에 대한 의미로 맞는 것은?

① 국가건강검진을 실시하기 위하여 검진을 시행하는 기관을 말한다.

② 건강상태 확인 및 질병의 예방과 조기발견을 위하여 건강검진을 시행하는 것을 말한다.

③ 국가와 지방자치단체가 시행하는 건강검진을 말한다.

④ 건강검진을 통하여 얻는 개인의 건강검진 자료를 광, 전자적 방식으로 처리한 부호. 문자. 음성 및 영상의 자료를 의미한다.

⑤ 신체의 발달상황 및 능력, 정신건강 상태, 생활습관, 질병의 유무 등에 대하여 조사하거나 검사하는 것을 말한다.

08 신의료기술평가에 대한 내용으로 맞는 것은?

① 위원회는 위원장 2명을 포함하여 20명 이내의 위원을 둔다.

② 국민건강관리공단에서 신의료기술평가위원회를 둔다.

③ 변호사의 자격을 가지며 보건의료와 관련된 업무에 3년 이상 경력이 있는 자는 위원으로 임명할 수 있다.

④ 보건복지부장관은 대통령령으로 신의료기술 평가위원회 심의를 거쳐서 신의료기술의 안정성, 유효성 평가를 한다.

⑤ 위원장의 임기는 3년 위원의 임기는 2년으로 한다.

09 근로자가 군복무를 하게 되는 경우 자격변동 시기를 며칠 이내에 신고해야 하는가?

① 30일 이내 ② 14일 이내 ③ 60일 이내

④ 40일 이내 ⑤ 90일 이내

10 보건시책 추진을 위하여 보건소 등 지역보건의료기관의 설치, 운영, 인력확보, 자질향상 등에 노력해야 하는 자는?

① 시장·군수·구청장 ② 질병관리본부장

③ 보건복지부장관 ④ 보건산업진흥원

⑤ 국민건강관리공단 이사장

11 국가에서는 혼인 전 혼인당사자가 미래의 자녀에게 건강상 현저한 장애를 줄 수 있는 유전성질환에 대하여 확인할 수 있는 혜택을 국민에게 권장한다. 이와 같은 내용을 확인할 수 있는 의료기관은?

① 의원   ② 보건소   ③ 병원
④ 종합병원   ⑤ 한방병원

12 질병관리본부장에게 통보해야 하는 감염병은?

① 한센병   ② 탄저   ③ 신증후군출혈열
④ 레지오넬라증   ⑤ 페스트

13 의사 또는 한의사가 사체를 검안한 경우 누구에게 보고하는가?

① 질병관리본부장   ② 경찰서장
③ 소속의료기관의 장   ④ 시장·군수·구청장
⑤ 보건소장

14 다음 중 용어의 뜻이 틀린 것은?

① 산후조리업: 산후조리 및 요양 등에 필요한 인력과 시설을 갖춘 곳이다.
② 가족계획사업: 가족의 건강과 가정복지 증진을 위하여 수태조절에 관한 전문적인 의료봉사나 계몽 또는 교육을 하는 사업을 말한다.
③ 모자보건요원: 의사, 한의사, 간호사의 면허를 받은 사람이 모자보건사업에 종사하는 사람을 의미한다.
④ 인공임신중절수술: 태아가 모체 밖에서 생명을 유지할 수 없는 시기에 태아와 부속물을 인공적으로 모체 밖으로 배출시키는 수술을 말한다.
⑤ 신생아: 출생 후 28일 이내의 영유아를 말한다.

15 보건지소장으로 임명받을 수 있는 자는?

① 한의사   ② 간호사   ③ 보건교육사
④ 전문직공무원   ⑤ 지역주민

16 부당한 방법으로 보험자, 가입자, 피부양자에게 요양급여비용을 부담하게 한 경우 업무정지 기간은?

① 3개월   ② 6개월   ③ 2년 이내
④ 3년 이내   ⑤ 1년 이내

17 산후조리업자는 산부건강기록부와 영유아 건강기록부를 기록한다. 건강기록부의 보존기간은?

① 1년   ② 3년   ③ 4년
④ 5년   ⑤ 10년

18 초·중등교육법 제 2조에 따른 학교에서 모든 학생들을 대상으로 보건교육을 체계적으로 실시하는 데 필요한 사항을 정하는 자는?

① 보건복지부장관   ② 시장·군수·구청장
③ 보건소장   ④ 교육과학기술부장관
⑤ 해당 교육장

19 의료기관이 아닌 자가 지역주민 다수를 대상으로 건강진단 등을 시행할 때 누구에게 3일전까지 신고해야 하는가?

① 시장·군수·구청장   ② 시·도지사
③ 보건복지부장관   ④ 보건소장
⑤ 국민건강관리공단

20 학교에 두는 의료인, 약사 및 보건교사에 대한 내용으로 맞는 것은?

① 18학급 이상의 초등학교에는 보건교사 1명, 학교의사 1명을 둔다.
② 9학급 이상인 중고등학교에는 보건교사 1명, 학교의사 1명을 둔다.
③ 단과대학, 사범대학, 교육대학에는 학교약사 1명, 학교의사 1명을 둔다.
④ 유치원 및 특수학교에는 학교약사와 보건교사를 둔다.
⑤ 9학급 미만의 중고등학교에는 학교의사 1명을 둔다.

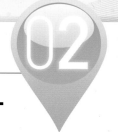
| 1과목 | 보건프로그램의 개발 및 평가 | 20문항 |

보 건 교 육 사 H E A L T H E D U C A T O R

01 보건프로그램 기획에서 우선순위를 결정할 때 고려할 사항으로 바르게 짝지어진 것은?

> 가. 현황을 파악할 수 있는 대표적인 자료를 찾아 이를 파악하고 비교하여 우선순위 결정이 이루어져야 한다.
> 나. 전체 현황을 파악하지 않고 일부의 자료만 수집하여 전체의 우선순위를 결정한다.
> 다. 우선순위 결정 방법은 항상 완벽한 것이 없다.
> 라. 일단 우선순위 방법이 결정되면 모든 후보 문제들에 동일한 기준이 적용되어야 한다.

① 가, 나　　　② 나, 다　　　③ 가, 나, 다
④ 나, 다, 라　　⑤ 가, 다, 라

02 PRECEDE-PROCEED모형에서 기획과정을 단계별로 설명으로 틀린 것은?

① 1단계인 사회적 사정에서는 건강과 삶의 연계성을 확보하는 단계이며, 2단계인 역학적 사정에서는 1단계에서 관찰한 사회적 지표에 관련된 건강문제나 건강지표를 관찰하는 단계이다.
② 3단계인 교육적 및 생태학적 사정에서는 앞 단계에서 건강 및 삶의 질에 영향을 미치는 것으로 파악된 요인들을 변화시킬 수 있는 교육적 방법을 구체적으로 개발하는 과정이다.
③ 4단계인 행정적 및 정책적 사정, 중재조정에서는 보건프로그램을 실행하고 발전시키는데 필요한 조직과, 행정적 능력과 자원을 검토하고 평가하는 과정이며, 목적 달성을 위해 적절한 개입과 전략을 만드는 과정이다.
④ 5단계인 실행에서는 진단 결과를 근거로 개발된 보건프로그램을 실행하는 단계이다.
⑤ 6·7·8단계인 평가에서는 6단계에서는 과정평가, 7단계에서는 영향평가, 8단계에서는 종합평가를 실시한다.

03 디그난과 카알(Dignan & Carr)의 보건프로그램 계획의 개발에서 거쳐야 할 내용 중에 옳은 것은?

> 가. 보건프로그램의 목표 개발
> 나. 보건프로그램을 실행하는데 중요한 자원과 장애요인 확인
> 다. 보건프로그램의 목적 결정
> 라. 보건프로그램에서 사용될 방법과 실천 전략을 전택해 보다 구체화

① 가, 나　　　② 나, 다　　　③ 나, 다, 라
④ 다, 라　　　⑤ 가, 나, 다, 라

04 SWOT 분석에서 외부 환경은 크게 거시적 환경과 미시환경으로 구분할 수 있다. 다음에서 거시환경에 해당되는 분석 요인은?

> 가. 정치, 법　　　　　나. 공급자, 경쟁기관
> 다. 경제, 사회　　　　라. 경쟁기관, 대체기관
> 마. 기술, 국제적 환경　바. 이해관계자, 기타 압력

① 가, 나, 다　　② 나, 다, 라　　③ 다, 라, 마
④ 가, 다, 마　　⑤ 라, 마, 바

05 SWOT 매트릭스 분석에서 제시한 구체적인 전략 내용을 열거하였다. 전략 방법에 따른 내용으로 알맞게 서술된 것은?

> 가. SO전략 : 기회와 강점을 결합한 공격적 전략으로 사업구조, 영역, 대상을 확대하는 내용을 전략으로 수립할 수 있다.
> 나. WO전략 : 기회와 약점을 결합한 상황전환 전략으로 구조조정, 혁신운동 등의 내용을 전략으로 수립할 수 있다.
> 다. ST전략 : 위협과 강점을 결합한 다각화 전략으로 신사업 개발, 신기술, 새로운 대상집단 개발 등의 내용을 전략으로 수립할 수 있다.
> 라. WT전략 : 위협과 단점을 결합한 방어적 전략으로 사업의 축소 또는 폐지 등의 내용을 전략으로 수립할 수 있다.

① 가, 나, 다　　② 나, 다, 라　　③ 가, 나, 마
④ 다, 라, 마　　⑤ 가, 나, 다, 라

06 John hanlon과 George Pickett이 개발한 방법인 BPRS 보건프로그램에서 건강문제의 우선순위를 평가하기 위해 다음 공식이 널리 활용되고 있다. 다음 공식에서 'B'항에 해당하는 내용은?

$$BPRS = (A + 2B) \times C$$

① 문제의 크기　　　　② 문제의 심각성
③ 문제의 타당성　　　④ 사업의 개입효과
⑤ 사업의 적정성

07 PEARL검사에서는 건강문제를 규모, 심각성, 개입의 효과성에 대한 등급을 매긴 후 5가지 각 요인에 따라 우선순위를 결정하게 된다. 다음 중 이 다섯 가지 요인 중에 맞지 않는 것은?

① 적절성　　② 경제성　　③ 합당성
④ 수용성　　⑤ 합법성

08 다음은 어떤 요구사정 방법을 설명한 것인가?

대상집단을 직접 상대하거나 관련이 있는 제3자를 접촉하여 그들의 요구를 조사하는 방법이다. 보건프로그램 운영자 및 서비스 제공자 조사, 주요 정보 제공자 조사 등이 에 포함된다. 또한 이 방법은 표출된 요구를 밝히는데 활용된다.

가. 직접 관찰법　　　　나. 설문 조사법
다. 사례 조사법　　　　라. 간접자료 조사법

① 가, 나　　② 가, 다　　③ 나, 라
④ 다　　　　⑤ 다, 라

09 면접법의 조사 유형 중에 해당되지 않는 것은?

① 개별 면접 조사　　　② 집단 면접 조사
③ 전화 조사　　　　　④ 질문 조사
⑤ 인터넷 조사

10 신뢰도의 개념에 대한 설명의 일부분이다. ( ) 안에 맞는 말로 짝지어진 것은?

일반적으로 기본적 신뢰 수준은 0.7 정도이지만, 연구수준의 신뢰도는 ( ), 임상적 결정을 위한 신뢰수준은 ( ) 이상으로 알려져 있다.

① 0.8, 0.8　　② 0.7, 0.8　　③ 0.7, 0.9
④ 0.8, 0.9　　⑤ 0.8 1.0

11 다음은 신뢰도 측정에 대한 설명이다. 어느 측정 기법에 대한 설명인가?

• 현재 가장 널리 쓰이는 신뢰도 측정 기법의 하나이다.
• 다른 측정법이 단일의 신뢰도 계수를 계산할 수 없다는 점에 착안하였다.
• 가능한 모든 이분법을 사용하여 각각의 상관관계를 계산하고 그 평균값을 측정도구의 신뢰도 값으로 사용한다.

① 재검사법　　② 복수양식법　　③ 알파계수
④ 이분법　　　⑤ 삼분법

12 다음은 어떤 평가를 할 때에 주어지는 질문인가?

• 동일한 산출물이나 결과가 보다 적은 투입물을 통해 얻어질 수 있었겠는가?
• 동일한 투입물로 보다 많은 산출물이나 결과가 얻어질 수 있었겠는가?

① 실적　　　② 적절성　　③ 효율성
④ 효과성　　⑤ 효용성

13 다음은 목적 및 목표에 대한 설명을 적은 글이다. 이 중 목적이 갖추어야 할 5가지 요건으로 바르게 짝지어진 것은?

> 가. 문제해결의 목적지를 가리킨다.
> 나. 목적지의 구체적인 위치를 알려준다.
> 다. 가고자 하는 방향에 따라 이루고자 하는 달성 내용을 의미한다.
> 라. 궁극적으로 달성하고자 하는 것에 대한 일반적인 서술이다.
> 마. 보건프로그램의 목적을 달성하기 위해 필요한 변화에 대한 구체적인 기술로 볼 수 있다.

① 가, 나, 다   ② 나, 다, 라   ③ 다, 라, 마
④ 가, 다, 마   ⑤ 가, 나, 라

14 보건프로그램 설계의 개념에 대해 설명으로 맞는 것은?

> 가. 이미 설정된 목적과 목표를 달성할 수 있도록 클라이언트에게 필요한 보건프로그램을 조직하여 문서로 만드는 활동이다.
> 나. 계획된 시간 안에 보건프로그램의 실행을 위한 구체적인 활동을 계획하는 것이다.
> 다. 제공 가능한 보건프로그램을 확인하고 선택하는 과정과 보건프로그램을 대상으로 예산을 배분하는 과정으로 크게 나누어진다.
> 라. 특정목적을 달성하기 위해 다양한 담당자들에게 요구되는 최소한의 실천방법을 규정한 문서이다.
> 마. 자금을 조성하고 예산을 책정할 때만 수시로 꺼내보는 문서이다.

① 가, 나, 다   ② 가, 다, 라   ③ 가, 나, 다, 라
④ 나, 다, 라, 마   ⑤ 가, 다, 라, 마

15 다음은 무엇에 관한 설명인가?

> 첫째, 보건프로그램 개발의 필요성 확인 자료를 검토한다.
> 둘째, 요구사정 내용 중에서 스크린 과정을 걸친 내용을 검토한다.
> 셋째, 보건프로그램의 목적과 목표를 성취하기 위한 내용을 나열한다.
> 넷째, 나열된 보건프로그램 내용의 우선순위 결정을 위한 기준을 제시한다.
> 다섯째, 제시된 기준들에 가중치를 부여한다.
> 여섯째, 가중치를 적용하여 보건프로그램 내용의 점수를 부여한다.
> 일곱째, 가중치를 적용하여 총점을 산출하고 그것에 따라 서열화 시킨다.
> 여덟째, 산출된 총점을 근거로 우선순위에 따라 보건프로그램 내용을 선정한다.

① 보건프로그램 내용의 선정방법 순서
② 목표중심의 내용 선정방법 순서
③ 우선순위에 의한 선정방법 순서
④ 포괄성에 관한 내용 선정방법 순서
⑤ 보건프로그램 내용 조직의 선정방법 순서

16 다음은 무엇을 선택하기 위한 효과적인 방법에 대해 설명한 것인가?

> • 목표 달성에의 효과성
> • 제공되는 내용의 질과 양에 대한 적절성
> • 적절한 장비의 이용 가능성
> • 지도자 및 참가자의 경험 능력에 대한 적합성
> • 참여의 효과를 높이기 위한 둘 이상의 방법의 혼용 가능성
> • 개인 지도 방법과 집단 지도방법을 상호 보완하여 사용할 수 있는가에 대한 가능성

① 효과적인 참가자 성공 여부
② 효과적인 실행 주체 선택 방법
③ 효과적인 활동 내용 방법
④ 효과적인 실행 방법의 선택
⑤ 효과적인 실행 기간 방법

17 우선순위를 결정할 때 보건프로그램의 실행 가능성은 일반 우선 순위를 결정하는 방법과 다르게 평가해야 한다. 이때 일반적으로 널리 사용되는 기준이 되는 방법은?

① PATCH   ② Bryant   ③ BPRS
④ NIBP   ⑤ PEARL, CLEAR

18 보건프로그램 마케팅의 방법으로 맞는 것은?

가. 인쇄물 및 현수막	나. 가정방문
다. 우편물	라. 전화
마. 구두 홍보	바. 신문 및 잡지
사. 방송매체	아. 인터넷 활용

① 가, 나, 다, 라   ② 나, 다, 라, 마
③ 가, 나, 다, 라, 마   ④ 가, 다, 라, 바, 사, 아
⑤ 나, 다, 라, 마, 바, 사

19 논리모형의 구성요소를 나타낸 그림에서 빈 칸에 들어가야 할 알 맞은 요소는 ?

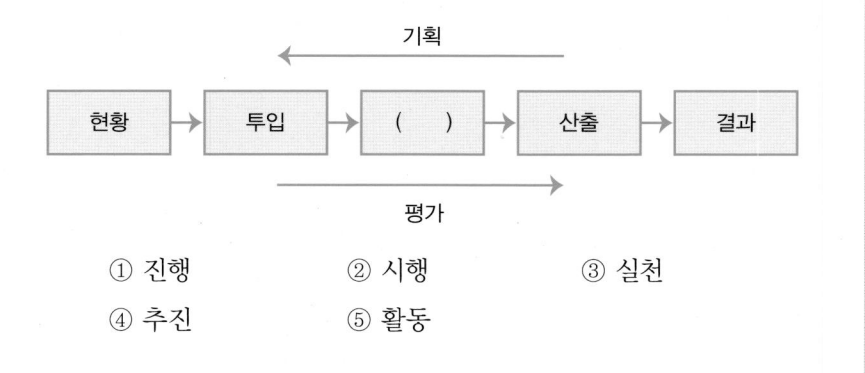

① 진행   ② 시행   ③ 실천
④ 추진   ⑤ 활동

20 다음과 같은 전략으로 보건프로그램을 진행하였을 때, 맞는 것은?

> OO금융사는 2012년 동안 체질량지수(BMI) 30 이상의 직원이 정상체중에 도달하면 포상을 하는 비만 프로그램을 운용해 화제를 얻고 있다.

① 위의 전략과 같은 유형으로는 담배, 술 등의 특별세 부과, 햄버거에 비만세 부과, 흡연자의 공공장소의 이용 제지 등이 있다.
② 물질적으로 포상을 제공하는 방법은 적합하지 않다.
③ 단순하게 기술, 지식의 습득시키게 하는 것만으로 행동을 변화시키기는 어렵다.
④ 대상자의 욕구 및 특성에 맞춰 개별적으로 맞춤형 프로그램을 제공하는 것은 공정하지 않다.
⑤ 적합한 행동을 취하였을 때 따라오는 이득이 있을 때, 특히 단기간에 얻을 수 있는 이득을 추가적으로 제공하는 것은 근시안적인 전략이므로 지양한다.

2과목	보건학	30문항

보건교육사 H E A L T H E D U C A T O R

01 오늘날의 보건소 제도의 효시가 되었으며 방문간호사업을 시작한 사람은 누구인가?

① 코흐   ② 레스본   ③ 파스퇴르
④ 라마니찌   ⑤ 제너

02 보건사업의 계획, 집행, 사업의 효율성 및 사업수행 후의 결과를 평가할 수 있는 것은 무엇인가?

① 기술역학   ② 작전역학   ③ 실험역학
④ 이론역학   ⑤ 분석역학

03 보균자가 역학적으로 중요한 이유는?

① 현성환자수보다 적다.
② 타인을 경계하지 않아 전파기회가 많다.
③ 활동제약이 있다.
④ 감염영역이 이외로 좁다.
⑤ 임상학적인 가치가 높다.

04 온열지수 중 쾌감대는 무엇에 의하여 결정이 되는가?

가. 온도   나. 습도   다. 기류
라. 풍속   마. 복사열

① 가, 나, 다   ② 다, 라, 마   ③ 나, 다, 라
④ 가, 나, 라   ⑤ 가, 나, 다, 라, 마

05 보건진료원을 할 수 있는 자격을 가진 자는?

가. 의사   나. 조무사   다. 간호사
라. 조산사   마. 한의사

① 가, 나   ② 나, 다   ③ 다, 라
④ 다, 라, 마   ⑤ 가, 나, 다

06 세계보건기구에서 국가간의 건강수준을 비교하는 지표로 맞는 것은?

가. 보통출생율   나. 영아사망율   다. 평균수명
라. 보통사망율   마. 비례사망지수

① 가, 나, 다   ② 다, 라, 마   ③ 나, 다, 라
④ 가, 다, 라, 마   ⑤ 가, 나, 다, 라, 마

07 공중보건학의 인접학문으로 맞는 것은?

가. 위생학   나. 예방의학   다. 사회의학
라. 지역사회 의학   마. 치료의학

① 가, 나   ② 나, 다   ③ 다, 라
④ 가, 나, 다, 라   ⑤ 나, 다, 라, 마

08 학교보건서비스 중 건강서비스를 위한 체질검사를 할 수 있는 사람은?

① 양호교사   ② 학교 교직원   ③ 공중보건의
④ 체육교사   ⑤ 보건교사

09 보건교육의 목적은?

① 사회적 불만을 제거하고 평온한 삶을 유지하도록 한다.
② 사회적 위험으로부터 모든 국민을 보호하고 빈곤을 해소하여 국민생활의 질을 향상시킨다.
③ 전문적인 보건의료서비스와 관련된 정보를 제공한다.
④ 지역사회의 건강상태를 정기적으로 진단하여 위험요인을 조기발견하여 적절히 대처한다.
⑤ 지역사회 주민 모두 자기건강관리 능력을 가지고 적정수준의 건강을 유지 증진한다.

10 세균성 식중독과 감염병의 차이에 대하여 맞는 것은?

① 감염병과 식중독의 원인균은 주로 인체 내에서 증식한다.
② 식중독은 감염병보다 면역이 잘 형성된다.
③ 식중독과 감염병은 2차감염이 심하다.
④ 감염병과 식중독은 극소량을 섭취해도 발생한다.
⑤ 식중독은 감염병보다 잠복기간이 짧다.

11 겨울에는 춥고 여름에는 비가 많이 내리며 기온이 빨리 상승하고 급속히 냉각하는 기후는?

① 해양성 기후   ② 사막기후   ③ 산악기후
④ 대륙성 기후   ⑤ 열대기후

12 물의 생물학적, 화학적, 물리적 자정작용을 이용하여 하수도를 처리하는 방법은?

① 산화지법   ② 혐기성 처리법   ③ 오니처리
④ 활성오니법   ⑤ 침전법

13 가족계획에서 초산이 빠르면 좋은 이유는?

① 터울조절이 힘들다.
② 단산을 여유있게 할 수 있다.
③ 조산을 막을 수 있다.
④ 출산횟수를 늘릴 수 있다.
⑤ 자녀의 양육부담에서 빨리 벗어날 수 있다.

14 재해에 의한 손상정도를 나타내는 산업재해 통계지표는?

① 강도율   ② 도수율   ③ 건수율
④ 사망율   ⑤ 퇴직율

15 역량강화 접근을 위한 전략으로 맞는 것은?

① 연합   ② 자기효능감   ③ 강화
④ 옹호   ⑤ 지역사회 개발

16 사회보장 서비스 중 극빈자, 불구자, 실업자 등 자력으로 생계유지가 어려운 사람들을 생활할 수 있을 때까지 지원하는 구빈제도를 무엇이라고 하는가?

① 사회복지서비스   ② 보건의료서비스   ③ 공적부조
④ 사회보험   ⑤ 민간보험

17 플랑크톤의 과다한 대량증식으로 적조가 되면 발생하는 현상은?

가. BOD가 낮아진다.   나. BOD가 높아진다.
다. DO가 높아진다.   라. 대장균이 줄어든다.
마. DO가 낮아진다.

① 가   ② 나   ③ 다
④ 라   ⑤ 마

18 모기가 종말숙주이고 인간이 중간숙주가 되는 감염병은?

① 유행성출혈열   ② 탄저   ③ 쯔쯔가무시
④ 말라리아   ⑤ 풍진

19 보건의료서비스의 특성에 대한 내용으로 맞는 것은?

가. 생산의 독점성   나. 외부효과   다. 불확실성
라. 신뢰성   마. 정확성

① 가, 나, 다   ② 나, 다, 라   ③ 다, 라, 마
④ 나, 라, 마   ⑤ 가, 다, 마

20 정해진 문제에 대하여 2~5명의 전문가가 의견을 발표하고 사회자가 발표된 내용으로 청중을 공개토론에 참여시키는 보건교육 방법은?

① 심포지움   ② 패널토의   ③ 분단토의
④ 세미나   ⑤ 역할극

21 기온역전에 대한 설명은?

① 고도가 상승하면 기온도 상승하여 상층부의 기온이 하층부 보다 더 높아져서 공기의 수직확산이 이루어지지 않은 것이다.

② 지표로부터 복사하는 적외선으로부터 흡수한 열을 지상으로 복사하여 지구의 기온을 상승시키는 것이다.

③ 자동차나 공장의 배기가스 등에 함유된 질소산화물, 탄화수소류 등이 바람이 없는 상태에서 강한 태양광선으로 인해 광화학 반응을 일으킨 것이다.

④ 인체에서 가장 쾌적하게 느껴지는 온도, 습도, 풍속에 의하여 정해지는 어떤 일정한 범위를 말한다.

⑤ 일정온도의 공기 중에 포함된 수증기가 위도와 고도가 높을수록 감소하는 것을 말한다.

22 의사의 과잉진료를 통제할 수 있고 의료비 절감을 가져올 수 있는 특징을 가진 진료비 지불방식은?

① 행위별 수가제   ② 봉급제   ③ 인두제
④ 포괄수가제   ⑤ 총액계약제

23 수증기량이 적고 상대습도가 커서 구름, 안개가 잘 생기고 풍속에 강한 기후는?

① 해양성 기후   ② 사막기후   ③ 산악기후
④ 대류성 기후   ⑤ 열대기후

24 보건교육프로그램으로 사람들에게 건강증진을 위한 행위를 변화시킨 정도와 지식이 전달된 정도를 평가하는 방법은?

① 총괄평가   ② 영향평가   ③ 과정평가
④ 효율성평가   ⑤ 비용-편익평가

25 만성질환의 특성으로 맞는 것은?

① 원인균이 존재한다.
② 질병의 이환시점을 알수 있다.
③ 발생율을 구하기 쉽다.
④ 진단하기 쉽다.
⑤ 잠재기간이 길다.

26 개방병소에서 병원소가 탈출하는 감염병은?

① 이질   ② 한센병   ③ 백일해
④ 발진열   ⑤ 말라리아

27 보건사업을 위하여 지역사회 참여에서 격리란?

① 주민 참여 없이 행정기관에 의하여 결정이 이루어지는 것이다.
② 주민들이 정책결정 및 집행에 영향을 미치지 못하고 건의나 견해를 제시하는 것이다.
③ 주민의 여건이 높을 때 정책에 필수적인 통합부분의 형태로 일어난 것이다.
④ 행정기관과 주민간의 협의로 정책결정을 진행하는 것이다.
⑤ 확인된 자원을 정리하여 지역사회 지원 목록표를 정리하는 것이다.

28 일산화탄소 중독의 원인이 되는 공기의 구성요소는?

① 산소   ② 질소   ③ 이산화탄소
④ 수소   ⑤ 탄산가스

29 숙주와 환경간의 상호작용에 의하여 감염되었음에도 불구하고 증상이 전혀 나타나지 않은 경우는?

① 전염   ② 현성감염   ③ 불현성감염
④ 감염병   ⑤ 전염병

30 세계보건기구에서 지정한 건강증진학교 영역으로 맞는 것은?

가. 지역사회 연계   나. 건강증진
다. 건강한 삶을 위한 역량   라. 물리적 환경
마. 사회적 환경

① 가, 나, 다   ② 다, 라, 마   ③ 나, 다, 라
④ 가, 다, 라, 마   ⑤ 가, 나, 다, 라, 마

3과목   **보건교육학** | 40문항 |

보 건 교 육 사 H E A L T H E D U C A T O R

01 보건교육에 대하여 WHO에서 정의한 개념은?

① 보건교육은 건강에 관한 지식, 신념, 태도, 행동에 영향을 주는 개인, 집단, 지역에서의 모든 경험, 노력, 과정을 말한다.
② 보건교육은 지식, 태도, 목적, 지각, 사회적 상태, 권력구조, 문화적 전통 및 대중의 관점을 주의깊게 살펴보고 고려해야 한다.
③ 보건교육은 개인 또는 집단의 건강에 관여하는 지식, 태도, 행위가 변화하도록 영향을 주는 경험의 총집합이다.
④ 보건교육은 최적의 건강행동에 관해 알려져 있는 것과 실제로 행해지고 있는 것과의 차이를 줄이는 것이다.
⑤ 보건교육은 직간접적으로 인간의 건강에 영향을 미치는 행위나 문제점에 중점을 둔 교육적으로 계획된 변화의 과정이다.

02 건강모형에서 생태적 모형에 대한 설명은?

① 건강과 질병은 질병이 없는 사람이 건강한 상태이다.

② 건강과 질병은 병원, 인간, 환경의 요인이 평형을 이룰 때 건강을 유지한다.

③ 건강과 질병은 개인행동요인이 중요하다.

④ 건강과 질병은 연속선상에 있으며 치료의 목적은 질병을 제거하는 것 외에 건강증진과 자기건강관리 능력을 향상시키는 것이다.

⑤ 건강은 전체성과 평안을 얻기 위한 개인이 가진 잠재력이며 건강은 창조적인 생활을 영위하기 위한 개인의 이상적인 상태이다.

03 학교건강증진 사업의 목표는?

① 학생들의 이차보건의료를 제공하는 것이다.

② 학생들의 일차보건의료를 제공하는 것이다.

③ 학생 및 교직원들의 전염병 및 질병을 조기 발견, 치료, 재활하는 것이다.

④ 학생들이 정확한 건강지식을 습득하여 바람직한 태도 형성하여 개개인이 건강관리능력을 키우는 것이다.

⑤ 학생, 학부모, 지역사회 전문인들이 모여서 개개인의 건강관리능력을 키우는 것이다.

04 보건소장이 수행하는 건강증진 사업에 해당하는 것은?

| 가. 영양관리 | 나. 건강검진 | 다. 보건교육 |
| 라. 지역주민 진료 | 마. 보건통계 | |

① 가, 나, 다   ② 나, 다, 라   ③ 다, 라, 마
④ 가, 라, 마   ⑤ 가, 나, 다, 라, 마

05 환자보건교육을 하는 목적은?

① 환자에게 질병치료, 재활예방을 위하여 제공되는 교육프로그램이다.

② 환자 및 보호자에게 질병관리를 할수 있도록 하며 질병의 악화를 감소시킨다.

③ 보호자에게 환자의 질병관리를 잘할수 있도록 한다.

④ 지역사회의 삶의 질을 높이고 건강상태를 개선하기 위하여 실시한다.

⑤ 환자와 보호자의 건강증진을 위하여 건강검진을 장려하기 위하여 실시한다.

06 PRECEDE를 의미하는 용어정의에 대한 내용으로 맞는 것은?

① P-Plan, R-reinforcing, E-enabling, C-constructs, E-education, D-diagnosis, E-evaluation

② P-Prevation, R-reinforcing, E-enabling, C-community, E-education, D-diagnosis, E-evaluation

③ P-Prevation, R-recycling, E-enabling, C-community, E-education, D-diagnosis, E-evaluation

④ P-predisposing, R-reinforcing, E-enabling, C-constructs, E-education, D-diagnosis, E-evaluation

⑤ P-predisposing, R-reinforcing, E-enabling, C-constructs, E-education, D-doing, E-evaluation

07 합리적 행동론의 구성요소로 구성된 것은?

가. 인지된 행동통제	나. 행동에 대한 태도
다. 주관적 규범	라. 행동에 대한 의향
마. 의사결정균형	

① 가, 나, 다, 라   ② 나, 다, 라, 마
③ 가, 다, 라, 마   ④ 가, 라, 마
⑤ 가, 나, 다, 라, 마

08 산업장 보건교육의 대상은 누구인가?

가. 근로자	나. 사업주
다. 안전보건관리 책임자	라. 위탁교육기관
마. 산업안전보건공단	

① 가, 나   ② 가, 다   ③ 나, 라
④ 다, 마   ⑤ 가, 나, 다, 라, 마

09 통합적인 학교보건 사업 구성요소로 맞는 것은?

가. 위험의 예방조치	나. 학교보건행정
다. 학교체육교육	라. 지역사회의 통합된 건강증진 노력
마. 건강한 학교환경	

① 가, 나, 다   ② 나, 다, 라   ③ 다, 라, 마
④ 가, 라, 마   ⑤ 나, 라, 마

10 건강증진을 위하여 건강한 생활양식을 선택할 수 있도록 환경을 변화시키기 위한 접근 방법에 해당되는 것은?

① 예방접종   ② 전단지   ③ 캠페인
④ 지역사회 개발   ⑤ 영상전시물

11 건강증진의 3요소에 해당하는 것은?

가. 질병치료   나. 예방   다. 보건교육
라. 건강보호   마. 보건정책

① 가, 나, 다   ② 나, 다, 라   ③ 다, 라, 마
④ 가, 다, 마   ⑤ 나, 라, 마

12 보건교육의 목적은 무엇인가?

① 질병치료   ② 전파예방   ③ 건강증진
④ 공중보건   ⑤ 질병관리

13 이전에 알고 있던 아이디어나 개념, 기억에 새로운 아이디어를 관련시켜 통합하는 것을 무엇이라고 하는가?

① 강화   ② 통찰   ③ 조절
④ 동화   ⑤ 모방

14 전체론적 모형의 기본요인에 해당하는 것은?

가. 생활습관   나. 개인행동요인   다. 보건의료체계
라. 교육   마. 성장

① 가   ② 나   ③ 다
④ 라   ⑤ 마

15 산업장 보건교육 주제 선정에 고려할 3가지 요소는?

가. 보건문제   나. 위험행동   다. 위험집단
라. 정신건강   마. 구강보건

① 가, 나, 다   ② 가, 라, 마   ③ 가, 나, 라
④ 나, 다, 마   ⑤ 나, 다, 마

16 교육을 받는 대상자의 반응을 관찰하는데 불가능한 교육매체는?

① 슬라이드   ② 칠판   ③ 팸플릿
④ 대중매체   ⑤ 모형

17 보건교육 기획자가 보건교육을 실행할 때 최우선순위의 요인을 목표로 설정하는데 도움이 되는 것은?

① MATCH   ② 귀인이론   ③ PRECEDE
④ 인지조화론   ⑤ 합리적 행동론

18 학교보건에 대한 내용으로 맞는 것은?

① 작업과 관련된 건강과 안전에 대한 근로자의 지식, 태도, 기술, 행동을 향상시키는 것이다.
② 질병의 조기발견, 예방적 치료 및 사회적 보건제도의 발전을 촉진하는 것이다.
③ 학생과 교직원이 건강하고 안전하게 생활할 수 있도록 질병을 예방, 건강을 보호, 증진함으로써 건강한 학교생활을 유지하기 위함이다.
④ 근로자가 안전하게 업무를 수행할수 있도록 하기 위해 안전의 중요성을 인식시키는 것이다.
⑤ 개개인 및 지역사회가 최적의 생물학적, 정신적, 사회적 또는 영적으로 안녕한 상태로 이끄는 것이다.

19 보건교육방법에서 반복적인 자극을 주면 의도된 방향으로 행동이 변화된다는 특성을 나타낸 학습이론은?

① 사회심리학적 관점 　　② 구성주위 관점

③ 행동주의 관점 　　　　④ 인지주의 관점

⑤ 치료적 관점

20 보건교육의 최종평가에 대한 내용으로 맞는 것은?

① 효과적 학습지도를 위하여 초기 단계에서 학습자의 학습 준비도를 파악, 수업계획을 위한 정보를 얻기 위한 평가이다.

② 일련의 교수를 마친후 실시하는 평가로 학습의 목표달성을 알아보고 교수법을 개선하는데 필요한 자료로 활용하는 것이다.

③ 학습자들이 잘 아는 경험에서부터 새로운 문제까지 참신도가 유지되는 평가이다.

④ 교수–학습활동을 전개하는 중에 학생에게 피드백의 효과를 주어 교사 자신의 교수질을 개선하는 도움을 주는 평가이다.

⑤ 적절한 난이도와 판별력을 평가하는 것이다.

21 보건교육사의 역량으로 구성된 것은?

> 가. 지역사회 조직체계와 데이터 분석간의 조정
> 나. 인적자원 관리
> 다. 보건교육 실행에 방해하는 행위분류
> 라. 자료수집을 위한 조사도구 개발
> 마. 조직적 리더십 개발

① 가, 나, 다 　　② 나, 다, 라 　　③ 다, 라, 마

④ 가, 라, 마 　　⑤ 가, 나, 다, 라, 마

22 사회학습이론의 기본적인 전제를 바탕으로 한 상호결정론의 3가지 요소는?

> 가. 개인 　　　　나. 행동 　　　　다. 환경
> 라. 자기효능감 　마. 강화

① 가, 나, 다 　　② 나, 다, 라 　　③ 다, 라, 마

④ 가, 라, 마 　　⑤ 가, 나, 다, 라, 마

23 건강에 대한 내용이 틀린 것은?

① 개인이 이상적인 상태로 정신과 신체의 연계도 중요하게 간주된다.

② 질병이 없는 것이 아니며 안녕상태, 활력, 작업능력, 효율 등의 긍정적 차원을 포괄하는 개념이다.

③ 건강은 신체적, 정신적. 사회적 안녕과 관련된다.

④ 병원체, 인간, 환경 요인이 평형을 이룰 때 건강을 유지하게 된다.

⑤ 건강에 영향을 미치는 요인으로 환경, 생활습관, 보건의료체계를 브룸과 트레빗스가 제시하였다.

24 보건교육을 하는 내용에 포함되지 않아도 되는 것은?

① 불건강에 영향을 미치는 요인에 대한 인식

② 올바른 정보제공

③ 질병치료에 대한 보건정책 확정과 지역사회 연계

④ 건강을 위한 생활습관 변화에 대한 동기부여

⑤ 변화를 위한 기술과 확신을 갖도록 사람들을 준비

25 세계보건기구에서 제시한 보건사업의 평가지표 중 건강상태 지표에 해당되지 않는 것은?

> 가. 영아사망률 　　나. 인구증가율 　　다. 예방접종률
> 라. 소아사망률 　　마. 연령당 평균수명

① 라, 마 　　　　② 가, 라 　　　　③ 나, 마

④ 나, 다 　　　　⑤ 가, 마

26 개인의 좋지 못한 행동에서 건강과 관련된 행동의 변화가 일어나고 일련의 단계를 거치며 점차적으로 일어나는 역동적인 과정을 설명한 이론은?

① 인지조화론 　　　　　② 건강신념모형

③ 합리적 행동론 　　　　④ 귀인이론

⑤ 범이론적 모형

27 보건교육을 위한 매체 중 공간을 점유해야 하고 이동이 불편하며 고비용의 단점이 있는 교육매체는?

① 슬라이드 　　② 게시판 　　③ 사진
④ 대중매체 　　⑤ 모형

28 다음 중 행동주의 이론에 대한 내용으로만 나열된 것은?

> 가. 레빈의 심리적 환경이론 　　나. 쾰러의 통찰학습이론
> 다. 매슬로우의 자아실현이론 　　라. 파블로프의 조건반사이론
> 마. 손다이크의 자극-반응-연합이론

① 가, 나 　　② 나, 다 　　③ 다, 라
④ 라, 마 　　⑤ 가, 나, 다

29 산업장 보건교육을 위한 유형과 내용을 구체적으로 제시되어 있는 곳은?

① 근로기준법 　　② 고용보험법
③ 산업안전보건법 　　④ 건강보험법
⑤ 한국직업능력개발원

30 교육대상자가 능동적으로 수업할 수 있도록 다양한 참여기회를 제공하는 교수-학습의 원리는?

① 자발적 참여의 원리
② 개별화의 원리
③ 체험의 원리
④ 사회적용의 원리
⑤ 윤리원리

31 다음 중 건강상담에 해당하는 것으로 구성된 것은?

> 가. 의료관리 상담 　　나. 환자교육 　　다. 건강증진 상담
> 라. 진료 　　마. 검진

① 가, 나, 다 　　② 나, 다, 라 　　③ 다, 라, 마
④ 가, 라, 마 　　⑤ 가, 다, 마

32 근로자에게 취업 후 발생되는 질병에 대하여 보상판정에 중요한 근거가 될 수 있는 자료는?

① 정기건강진단 　　② 특수건강진단
③ 임시건강진단 　　④ 채용시 건강진단
⑤ 일반건강진단

33 학교보건교육의 구체적인 목표에 해당하는 것으로 이루어진 것은?

> 가. 적절한 영양과 운동
> 나. 건강한 인간관계를 발전
> 다. 신체의 구조, 기능 및 질병의 특성을 이해
> 라. 생활환경 개선 마. 평균수명연장

① 가, 나, 다 　　② 나, 다, 라 　　③ 다, 라, 마
④ 가, 라, 마 　　⑤ 나, 라, 마

34 제한된 지식이나 정보를 반복적으로 암기하는데 효과적이고 재현이 가능한 교육방법은?

① 토의 　　② 브레인스토밍 　　③ 게임
④ 온라인교육 　　⑤ 실험

35 다음 중 건강증진 활동에 포함되는 것은?

> 가. 건강증진정책 수립
> 나. 건강에 미치는 영향에 대한 사회환경 조성
> 다. 지역사회 조직 활동의 강화
> 라. 건강증진을 위한 기술개발
> 마. 보건의료서비스의 방향전환

① 가, 나, 다 　　② 나, 다, 라 　　③ 다, 라, 마
④ 가, 라, 마 　　⑤ 가, 나, 다, 라, 마

36 보건소장이 건강증진사업을 할 수 있도록 지휘, 감독을 할 수 있는 자는?

① 국민건강관리공단   ② 시장·군수·구청장

③ 시·도지사   ④ 보건복지부장관

⑤ 보건교육사

37 세계보건기구의 건강증진병원 개념 중 5가지 기준에 대한 것으로 맞는 것은?

가. 건강한 일터로 만든다
나. 계획적, 지속적, 협력적 접근
다. 환자의 질환과 건강증진 정보제공
라. 환자의 질병예방, 재활, 건강증진 업무를 의무적으로 시행
마. 문서화 된 건강증진 정책

① 가, 나, 다   ② 나, 다, 라   ③ 다, 라, 마

④ 가, 나, 다, 라   ⑤ 가, 나, 다, 라, 마

38 특정 건강문제에 대한 관심과 주의가 필요할 때 사용하는 교육방법은?

① 반상회   ② 학부모회   ③ 동호회 모임

④ 개별접촉   ⑤ 신문

39 지역사회 진단을 하는 보건교육 프로그램 개발단계에서는 무엇을 하는가?

① 보건문제 진단과 요구도 파악
② 이용 가능한 자원파악
③ 보건교육사업의 우선순위 선정
④ 대상자 선정 및 특성파악
⑤ 보건교육 목적과 목표설정

40 보건교육사의 역할에 대하여 맞는 것은?

① 가족의 안녕과 건강증진에 영향을 주는 모든 요소들을 고려하여 개인건강과 가족계획, 불임상담을 한다.
② 지역사회의 자원을 조사하고 자원을 조화롭게 이용하도록 한다.
③ 지역사회와 학교와의 관계를 증진시키는 것이다.
④ 개인교육 및 지역사회 전체의 건강능력 향상을 주도할 수 있는 지역사회 개발지도자
⑤ 향후 보건의료 정책 및 의료환경 변화에 능동적으로 대처할 수 있는 지도자

4과목	보건의료법규	20문항

보 건 교 육 사 H E A L T H E D U C A T O R

01 학교환경위생 정화구역에서 금지된 행위 또는 시설을 하는 경우의 벌칙은?

① 3년 이하 징역 및 벌금 2천만원 이하
② 2년 이하 징역 및 벌금 2천만원 이하
③ 5년 이하 징역 및 벌금 2천만원 이하
④ 2년 이하 징역 및 벌금 1천만원 이하
⑤ 1년 이하 징역 및 벌금 3천만원 이하

02 의료기관인증위원회의 위원장은 누가 할 수 있는가?

① 시장·군수·구청장
② 심사평가연구원장
③ 보건복지부차관
④ 시·도지사
⑤ 국민건강관리공단 이사장

03 보건의료에 관한 실험 또는 검사를 위하여 보건소의 시설을 이용할 수 있는 자는?

| 가. 의사 | 나. 치과의사 | 다. 한의사 |
| 라. 약사 | 마. 시장·군수·구청장 | |

① 가, 나, 다, 라
② 나, 다, 라, 마
③ 다, 라, 마
④ 가, 다, 라, 마
⑤ 가, 나, 다, 라, 마

04 직장가입자의 보수월액에 포함되지 않는 것은?

① 세비
② 원고료
③ 수당
④ 상여금
⑤ 보수

05 국가건강검진에 대한 내용으로 맞는 것은?

① 보건복지부장관은 의료기관의 장으로 하여금 건강검진을 실시하도록 할 수 있다.
② 검진기관의 인력, 시설 및 장비 등 검진기관 지정기준 및 절차는 대통령령으로 정한다.
③ 검진기관의 지정취소 및 국가건강검진업무의 정지처분을 할 때는 청문을 실시한다.
④ 건강검진 사후관리에 관한 사항은 위원회의 심의 없이 시장·군수·구청장이 정한다.
⑤ 국가건강검진의 진찰, 상담 침 검사에 사용되는 비용에 대한 사항은 대통령령으로 정한다.

06 미숙아의 기준은?

① 37주 미만이며 출생시 체중이 2.5kg 미만
② 37주 미만이며 출생시 체중이 2.0kg 미만
③ 37주 미만이며 출생시 체중이 1.5kg 미만
④ 37주 미만이며 출생시 체중이 1.0kg 미만
⑤ 37주 미만이며 출생시 체중이 3.0kg 미만

07 학교의 환경위생 및 식품위생의 유지 관리에 대하여 명할 수 있는 자는?

① 보건복지부령
② 대통령령
③ 교육과학기술부령
④ 환경부령
⑤ 식품위생부령

08 국가와 지방자지단체는 모자보건기구의 설치할 수 있다. 모자보건기구가 설치될 수 있는 곳은?

① 교육과학부
② 건강보험관리공단
③ 보건소
④ 각 의료기관
⑤ 보건복지부

09 건강검진의 조사, 연구사업을 위한 수행내용이 아닌 것은?

① 성별, 연령별 건강검진 지침개발
② 건강검진 사후관리
③ 건강검진에 관한 교육
④ 건강검진 결과에 따른 치료비
⑤ 건강검진의 경제성 평가

10 제5군감염병 발생의 의학적 감시를 위하여 표본감시기관으로 지정할 수 있는 곳은?

① 가정의학과
② 보건환경연구원
③ 종합병원
④ 의원
⑤ 병원

11 예방접종 후 이상반응에 대하여 신고된 이상반응자 명부의 보존기간은?

① 2년
② 3년
③ 4년
④ 5년
⑤ 10년

12 지역보건의료계획의 시행자는?

① 시장·군수·구청장 ② 질병관리본부장

③ 보건복지부장관 ④ 보건소장

⑤ 국민건강관리공단

13 담배자동판매기의 설치 허용 장소에 설치 및 판매하는 자는 보건복지부령이 정하는 바에 따라서 무엇을 부착해야 하는가?

① 사업자등록증 ② 판매허용신고서

③ 성인인증장치 ④ 법인인감

⑤ 설치자 연락처

14 보건복지부장관이 국민건강증진 및 보건교육에 관한 전문지식을 가진 자에게 교부할 수 있는 자격증은?

① 간호사 ② 의사 ③ 조무사

④ 보건교육사 ⑤ 사회복지사

15 지역보건의료심의위원회 위원의 구성원으로 올바르지 않은 자는?

① 지역주민 ② 보건의료관련기관

③ 환경청장 ④ 관계공무원

⑤ 보건의료관계전문가

16 국가건강검진위원회의 위원장으로 가능한 자는?

① 시장·군수·구청장 ② 심사평가연구원장

③ 보건복지부차관 ④ 시·도지사

⑤ 국민건강관리공단 이사장

17 시, 군, 구의 지역보건의료계획 사업에 포함될 내용이 아닌 것은?

① 지역현황과 전망

② 지역보건의료계획의 달성목표

③ 보건소 업무의 추진현황과 추진계획

④ 지역보건의료기관의 정비계획

⑤ 의료기관의 병상수급에 관한 사항

18 주세법에 의하여 주류제조 면허를 받은 자가 주류의 판매용기에 경고문구를 표기하지 않은 경우의 벌칙은?

① 3년 이하 징역 및 벌금 2천만원 이하

② 2년 이하 징역 및 벌금 1천만원 이하

③ 5년 이하 징역 및 벌금 2천만원 이하

④ 1년 이하 징역 및 벌금 1천만원 이하

⑤ 1년 이하 징역 및 벌금 3천만원 이하

19 감염병환자의 신고를 받은 경우 기록한 환자명부의 보존기간은?

① 2년 ② 3년 ③ 4년

④ 5년 ⑤ 10년

20 보험자의 의미로 올바른 것은?

① 질병관리본부를 의미한다.

② 국민건강보험공단을 의미한다.

③ 심사평가원을 의미한다.

④ 건강보험에 가입한 사람을 의미한다.

⑤ 민간보험에 가입한 사람을 의미한다.

01 대상 수준에 따른 보건프로그램과 각 유형별 특성이 틀리게 연결된 것은?

① 개인 수준 보건프로그램: 개인에게 동기, 가치, 지식 그리고 기술을 제공하며 문제의 위기 상황에 대처할 수 있는 능력을 키워 주는 곳이다.

② 개인 간 수준 보건프로그램: 건강 행동에 영향을 주는 가족, 직장 동료, 친구 등 공식적, 비공식적 사회적 관계망과 사회적 지지 시스템에 관심을 기울인다.

③ 조직 수준 보건프로그램: 행동을 제약하거나 조장하는 규칙, 규제, 시책, 비공식적 구조를 활용한다.

④ 지역사회 수준 보건프로그램: 개인, 집단, 조직 간에 공식적 또는 비공식적으로 존재하는 네트워크를 활성화시켜 각 부분의 협력을 강화하는데 관심을 기울인다.

⑤ 정책 수준 보건프로그램: 정책 수준 보건프로그램은 조직의 구조, 규범, 질서를 건강 지향적으로 만드는 것이 중요 과제이다.

02 보건프로그램의 기획과정은 크게 문제중심 과정과 목적중심 과정으로 나눌 수 있다. 문제중심 과정과 목적중심 과정의 비교 내용으로 틀리게 연결된 것은?

① 점진적: 혁신적

② 새로운 체계 고려 안 함: 완전히 새로운 체계 고려

③ 방법론 중요시: 새로운 통찰력 중요시

④ 대안 강조: 정책 강조

⑤ 비용 중요: 효과와 삶의 질을 중요시

03 PATCH 모형에서 실천하고 있는 사업에 대한 설명으로 틀린 것은?

① 1980년대 미국의 질병관리센터가 개발한 것이다.

② 여러 지역사회에서 건강증진 및 질병예방 프로그램의 계획 및 수행에 사용되고 있다.

③ 국가에서 개발한 보건프로그램을 토대로 이를 실천하는 일에 주력을 기울인다.

④ 지역사회 건강문제의 우선순위를 확인하는 데 사용할 수 있다.

⑤ 노인 인구 등 특정 인구 집단의 건강요구 측정 등에도 활용될 수 있다.

04 SWOT의 4가지 요인 중에 해당되지 않는 것은?

① 활동   ② 강점   ③ 약점
④ 기회   ⑤ 위협

05 Bryant의 우선순위 결정기준은 PATCH의 기준과 거의 동일하며 3가지 기준이 일치하고 있다. 다만 PATCH의 기준에서 한 가지 기준이 더 첨가되었을 뿐이다. 다음 중 한 가지 더 첨가된 Bryant의 우선순위 결정 기준은?

① 문제의 크기

② 문제해결 능력

③ 문제의 심각도

④ 보건프로그램의 기술적 해결 가능성

⑤ 주민의 관심도

06 캐나다의 MTDHC가 개발한 보건프로그램 기획방법인 NIBP에서 우선순위를 평가하는 기준은?

① 건강문제의 진단과 해결 방법

② 건강문제의 조사와 해결 방법을 위한 프로그램

③ 건강문제의 심각성과 이의 해결 방법

④ 건강문제의 크기와 해결을 위한 방법의 효과

⑤ 건강문제의 판단과 해결 대책

07 자료는 특성에 따라 양적 자료와 질적 자료로 구분할 수 있다. 양적 자료에 대한 설명으로 맞는 것은?

> 가. 조사 자료가 수량화되어 있다.
> 나. 구조화된 측정을 이용하여 모든 조사 대상에게 일관된 측정을 적용한다.
> 다. 설문조사자료, 관측자료, 실험자료 등이 포함된다.
> 라. 적은 수의 참여자를 대상으로 심층분석이 이루어질 수 있다는 특성을 가지고 있다.

① 가, 나   ② 가, 나, 다   ③ 나, 다
④ 나, 다, 라   ⑤ 다, 라

08 우편조사의 장점에 대해 설명으로 틀린 것은?

> 가. 면접을 실행할 숙련된 조사원이 필요 없다.
> 나. 질문지의 작성과 복사, 발송 및 반송 비용만 고려하면 되기 때문에 비용이 절약된다.
> 다. 많은 비용이 소요되기는 하지만 응답률을 한 층 더 높일 수 있다.
> 라. 응답자에게 익명성을 보장한다는 느낌을 줄 수 있어 다른 사람들에게 공개적으로 드러내놓기에 민감한 문제들에 대한 조사에 적합하다.
> 마. 응답자가 응답할 시간적 여유를 제공하므로 사안에 따라서는 보다 질 높은 자료를 수집할 수 있다.

① 가   ② 나   ③ 다
④ 라   ⑤ 마

09 다음은 어떤 조사 유형을 설명한 것인가?

> • 조사원이 응답자로부터 직접 정보를 얻는 방법이다.
> • 객관적으로 보충 설명을 함으로써 정확한 조사가 이루어질 수 있다.
> • 조사 대상자의 수와 범위가 넓어질 경우, 비용 문제가 따른다.
> • 조사원이 중립적인 위치에서 설명하지 않을 경우, 조사원에 의한 편의가 응답에 반영될 수 있는 단점이 있다.

① 개별 면접 조사   ② 집단 면접 조사
③ 전화 조사   ④ 질문 조사
⑤ 인터넷 조사

10 보건프로그램에서 목표가 갖추어야 할 5가지 요건을 설명한 것은?

① Specific: 구체적으로 제시되어야 한다.
② Measurable: 측정 가능해야 한다.
③ Aggressive and Achievable: 적극적으로 성취 가능한 수준이어야 한다.
④ Relevant: 목적 및 문제해결과 간접적으로 관련성이 있어야 한다.
⑤ Time limited: 목표달성을 위한 기간이 명시되어야 한다.

11 최근 우리나라에서는 제5기 '지역보건의료계획(2011~2014)'을 수립하고 다음과 같은 지침을 마련하여 실행중인 대표적인 사례가 있다. 이 모형의 특징을 바르게 설명한 것은?

> • 지역사회협의체와 실무팀으로 구성
> • 비전 및 목표 설정
> • 4개 영역에 대한 이 모형의 진단으로 지역사회 현황 분석
> • 중점과제 도출 등

> 가. 해당 지역사회의 특성을 반영한 지역보건체계의 구성과 운영의 활성화가 핵심이다.
> 나. 지역보건체계에는 지역사회보건을 위한 공동의 목적을 설정하고 목적 달성을 위해 활동할 수 있는 지역사회 내 다양한 조직이 포함될 수 있다.
> 다. 지역사회 내 다양한 조직에는 공공, 민간, 자발적 조직, 개인, 비공식 단체 등이 모두 포함될 수 있다.
> 라. 지역사회가 가지고 있는 경험, 역량, 변화의 힘과 같은 내재된 특성을 이용하여 지역사회 자체적인 문제 해결을 목표로 한다는 점에서 매우 중요하다.
> 마. 지역사회의 인식파악을 강조하는 것으로 시작하여 6단계 전반에 걸쳐 지역사회 구성원의 참여와 개입을 강조한다.

① 가, 나   ② 가, 나, 다   ③ 가, 나, 다, 라
④ 가, 나, 라, 마   ⑤ 가, 나, 다, 라, 마

12 다음은 무엇에 대한 설명인가?

> • 목표달성을 위한 수단을 비교하는 과정에서 목표 자체의 실용성과 타당성을 검토되므로 보다 합리적인 목표를 수립하기 위해서 원래의 목표를 수정하는 것이 바람직한 경우가 많다.
> • 기획의 과정에서 새로운 정보와 자료가 획득되면 목표설정의 기초가 되었던 원래의 관점과 판단을 수정해야 할 필요성이 생기게 된다.
> • 기획이 장기에 걸쳐 수행되는 경우에 목표와 관련된 상황과 여건이 변화될 가능성이 있으며, 이때에도 원래 제시된 목표의 수정이 불가피하다.

① 목표의 정의
② 목표의 수정과 변경
③ 목표의 왜곡
④ 목표의 추가 또는 삭제
⑤ 목표의 확대 또는 축소

13 보건프로그램 내용 조직에 있어서 계열성이 확보되기 위해서는 내용 상호간에 밀접한 연결을 지어야 한다. 보건프로그램 내용 조직방법으로 틀린 것은?

① 단순한 것으로부터 복잡한 것, 그리고 구체적인 것으로부터 추상적으로
② 쉬운 것으로부터 어려운 것으로
③ 이미 알고 있는 것으로부터 더욱 잘 알고 있는 것으로
④ 가까운 주변으로부터 먼 곳으로
⑤ 총괄적인 것으로부터 세부적인 것으로

14 보건프로그램의 활동 내용을 선택하고 편성하는 데 있어서 유의해야 할 사항은?

> 가. 활동 내용을 선택하여 세분화 하는 일이다.
> 나. 활동 내용을 실시방법 및 장비 등과 관련시켜 선정하고 편성하는 일이다.
> 다. 장비 등과 관련시켜 선택하고 편성하는 최종 작업이다.
> 라. 내용을 활동의 연속성 및 발전성을 고려하여 편성하는 일이다.

① 가, 나
② 가, 다
③ 가, 라
④ 가, 나, 다
⑤ 가, 나, 라

15 다음 설명 중 전화조사의 장점은?

> 가. 조사원이 직접 응답자를 만나야 하는 다른 면접법과는 달리 간접 대면하여 조사를 할 수 있다.
> 나. 조사대상자가 전화를 쉽게 끊을 수도 있다는 장점을 가지고 있다.
> 다. 조사대상자와의 접촉이 용이하며 조사비용이 적게 든다.
> 라. 면접조사에서 어려운 민감한 질문도 가능하며 광범위한 지역을 신속히 조사할 수 있다.
> 마. 일관된 형식의 인터뷰를 수행할 수 있어 자료의 질적 향상에 도움이 된다.

① 가, 나, 다, 라
② 가, 나, 다, 마
③ 가, 다, 라, 마
④ 나, 다, 라, 마
⑤ 가, 다, 라, 마

16 평가와 유사한 용어를 모두 골라라.

> 가. 사정
> 나. 모니터링
> 다. 시험
> 라. 측정
> 마. 검사

① 가, 다, 마
② 가, 나, 다, 라
③ 가, 다, 라, 마
④ 나, 다, 라, 마
⑤ 가, 나, 라, 마

17 영향평가 방법에 대한 설명으로 맞는 것은?

> 가. 보건프로그램의 효과가 장기간에 걸쳐 효과가 나타난다.
> 나. 보건프로그램이 의도한 방향으로 어떤 변화를 일으켰는지를 검토한다.
> 다. 보건프로그램이 행위를 얼마나 변화시켰고, 지식을 얼마나 전달했는가를 평가할 수 있다.
> 라. 보건프로그램의 즉각적인 효과를 측정하는 것이다.

① 가, 나, 다
② 나, 다, 라
③ 가, 다, 라
④ 가, 나, 라
⑤ 가, 나, 다, 라

18 다음 그림의 빈 칸에 각각 들어가야 할 알맞은 평가 항목은?

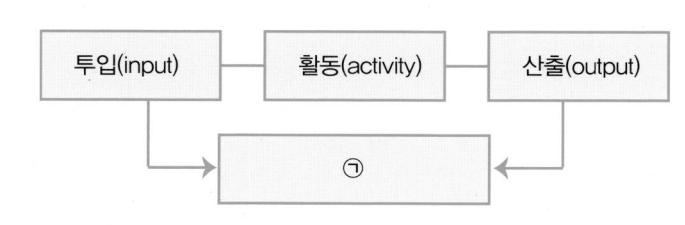

[조직 내부]

투입(input) → 활동(activity) → 산출(output)

㉠

[조직 외부]

결과(outcome)

단기영향(immediate) → 활동(activity) → 산출(output)

㉡

① 적절성, 효율성
② 효과성, 효율성
③ 적절성, 효과성
④ 효율성, 효과성
⑤ 효율성, 효용성

19 Suchman은 평가과정의 목적과 관련하여 기본적으로 검토할 사항을 다음과 같이 설명하였다. 어느 평가과정을 설명한 것인가?

첫째, 목적의 내용은 무엇인가?
둘째, 보건프로그램의 대상은 누구인가?
셋째, 보건프로그램의 결과 혹은 바람직한 변화는 언제 일어날 것인가?
넷째, 보건프로그램의 목적이 일원적인가, 다원적인가?
다섯째, 기대한 효과의 크기는 어느 정도인가?
여섯째, 어떻게 목적을 성취하려 하였는가?

① 제1단계: 사전검토
② 제2단계: 자료수집
③ 제3단계: 자료분석
④ 제4단계: 결과
⑤ 제5단계: 도출 및 적용

20 다음과 같은 질문을 하였을 때, 이 질문의 방식을 바르게 설명한 것은?

당신이 현재 흡연을 하고 있는 이유는 무엇입니까?

① 응답자의 의견, 태도, 동기 등에 대하여 보다 정확한 응답을 얻기 어렵다.
② 질문을 일정한 범주로 나주지 않고 응답범위도 무제한적이어서 체계적인 질문이라 할 수 있다.
③ 응답자 스스로가 질문의 중요성을 이해하고 자신의 생각을 자유롭게 응답하는 개방형 질문 방식이다.
④ 응답자가 어떻게 응답하는가를 탐색적으로 살펴보고자 할 때 적합하지 않은 질문 방식이다.
⑤ 응답자들의 응답에서 새로운 정보를 얻기가 어렵다.

2과목	보건학	30문항

보 건 교 육 사 H E A L T H E D U C A T O R

01 보건소의 보건사업을 지도·감독할 수 있는 곳은?

① 구청
② 국민건강관리공단
③ 보건복지부
④ 심사평가원
⑤ 환경부

02 출산력을 측정하는 지표로 맞는 것은?

가. 보통출생률   나. 합계출산율   다. 총재생산율
라. 순재생산율   마. α-index

① 가, 나, 다, 라
② 나, 다, 라, 마
③ 가, 다, 라, 마
④ 가, 나, 라, 마
⑤ 가, 나, 다, 라, 마

03 수분, 오염물질, 먼지 등의 입자가 대기 중에 떠 있어 시야를 방해하는 물질은?

① 연무
② 훈연
③ 검댕
④ 분진
⑤ 박무

04 논과 밭에서 작업을 하는 경우 피부상처를 통하여 감염되어 감기 증상으로 나타나는 감염병은?

① 렙토스피라증　　② 탄저　　　③ 공수병
④ 결핵　　　　　　⑤ 말라리아

05 트라코마 질병이 발생한 경우 원인이 되는 병원체는?

① 리케치아　　　② 세균　　　③ 바이러스
④ 진균　　　　　⑤ 클라미디아

06 공중보건학에 대한 설명으로 맞는 것은?

① 공중보건학의 목적은 개인이나 일부 전문가에 의해서가 아니라 조직화된 지역사회 전체의 노력에 의해 이루어져야 한다.
② 인구전체 집단에 영향을 미치는 모든 요인들을 관리한다.
③ 공중보건학과 예방의학은 그 추구하는 목적은 다르나, 대상은 동일하다.
④ 치료보다 예방사업을 중시한다.
⑤ 전염성질환보다는 생활습관병의 관리가 더 중요하므로 건강증진의 개념이 강조되고 있다.

07 침전지에서 유속을 느리게 하거나 정지시켜 부유물을 침전시키는 방법은?

① 약품침전　　　　② 완속침전법
③ 호기성처리　　　④ 혐기성 처리
⑤ 사상건조법

08 국민간건강보험 방식에 대한 내용으로 맞는 것은?

① 정부의 일반조세로 재원을 마련하여 모든 국민에게 무상으로 의료를 제공하는 서비스이다.
② 의료기관이 사회화 또는 국유화되어 있어 예방사업이 활성화되어 있다.
③ 공적보험의 보완적 역할을 민간보험이 담당하며 노인, 저소득층 등 특정인에 한정되어 공적의료보장을 해준다.
④ 보험자의 보험료를 재원으로 의료를 보장해준다.
⑤ 국민의 비용의식이 강하게 작용하여 양질의 의료를 제공할 수 있다.

09 우리나라의 인구고령화에 대한 설명으로 맞는 것은?

① 고령사회의 기준은 전체 인구 중 노인인구의 비율이 7% 이상을 말한다.
② 생산연령인구에 대한 65세 이상 노인인구수의 비를 노년부양비라 한다
③ 현재 우리나라는 고령사회이다.
④ 합계출산율이 5.0이 되어야 인구수가 유지된다.
⑤ 유년인구에 대한 노인인구의 비를 노년부양비라 한다.

10 지역사회자원을 연계하는 방법인 사례관리에 대한 내용으로 올바른 것은?

① 클라이언트가 필요한 자원을 가지고 있는 해당 기관에 연락을 하여 대상자의 정보 및 서비스전달을 요청하는 것이다.
② 서비스 제공의 중복 및 누락을 방지하고 효율적인 서비스 제공을 위하여 서비스 제공자들간의 협력을 하는 것이다.
③ 지역사회 내에서 이용가능한 서비스를 안내해주는 것이다.
④ 확인된 자원을 정리하여 지역사회 지원 목록표를 정리하는 것이다.
⑤ 지역사회 자원 활용을 위하여 협조체계를 활용하는 것이다.

11 영유아의 기준은?

① 출생 후 1년 이상　　　　② 출생 후 6년 이상
③ 출생 후 6년 미만　　　　④ 출생 후 28일 이상
⑤ 출생 후 6개월 이상

12 다음 중 식품위생 관리의 3대 요소는?

가. 정확성   나. 신속성   다. 안전성
라. 완전 무결성   마. 건전성

① 가, 나, 다   ② 다, 라, 마
③ 나, 다, 라   ④ 가, 다, 라, 마
⑤ 가, 나, 다, 라, 마

13 세계보건기구에서 정의한 신체적, 정신적, 사회적 요인의 건강개념과 관련된 모형은?

① 생의학적 모형   ② 생태학적 모형
③ 전체론적 모형   ④ 사회 · 생태학적 모형
⑤ 사회 · 생의학적 모형

14 모집단의 특성을 고려하여 동질적인 계층으로 구분하고 대표성을 확보할 수 있으며 오차를 줄이고 모집단과 비교가 가능한 표본추출 방법은?

① 단순무작위 표본추출   ② 층화확률표본추출
③ 집락표본추출   ④ 계통표본추출
⑤ 누적표본추출

15 학교에서 학생의 피부, 구강, 정신장애 및 알레르기 질환 등을 진단을 하는 건강서비스는?

① 혈액검사   ② 체질검사   ③ 체력검사
④ 신체검사   ⑤ 역학실시

16 연합에 대한 설명으로 맞는 것은?

① 본인과 가족의 건강을 유지할 수 있도록 스스로의 건강관리에 적극 참여하여 자신들의 행동에 책임을 느끼게 하는 것이다.
② 건강에 대한 대중의 관심을 불러일으키고 보건의료의 수요를 충족시킬 수 있는 건강한 보건정책을 수립하도록 하는 것이다.
③ 모든 사람들이 건강을 위한 발전을 계속하도록 건강에 영향을 미치는 관련분야 전문가들이 협조하는 것이다.
④ 노동과 노동환경에 관련된 건강문제를 다루는 분야이다.
⑤ 자료를 수집하고 분석하며 분석한 것을 토대로 하여 합리적인 의사결정을 하는 과학적 방법을 의미한다.

17 학교환경위생 정화구역에서 절대정화구역의 기준은?

① 학교출입문에서 직선거리로 50m까지
② 학교출입문에서 직선거리로 100m까지
③ 학교출입문에서 직선거리로 200m까지
④ 학교출입문에서 직선거리로 30m까지
⑤ 학교출입문에서 직선거리로 40m까지

18 온열지수 중 감각온도는 무엇에 의하여 결정이 되는가?

가. 기온   나. 습도   다. 기류
라. 풍속   마. 복사열

① 가, 나, 다   ② 다, 라, 마
③ 나, 다, 라   ④ 가, 다, 라, 마
⑤ 가, 나, 다, 라, 마

19 보건사업을 수행하는 지역사회 참여 단계에서 주민들이 실제적으로 육체적인 참여를 하여 노동력을 제공하는 단계는?

① 정보제공단계   ② 대민단계
③ 관여단계   ④ 책임단계
⑤ 권한위임 단계

20 질병 발생의 위험율을 구할 수 있으며 신뢰도가 가장 높은 자료를 구할 수 있는 연구방법은?

① 기술연구　　　　　　　　② 단면연구
③ 환자-대조군 연구　　　　④ 코호트 연구
⑤ 실험연구

21 음용수 수질기준에 대한 설명으로 맞는 것은?

① 불소(플루오르)는 음용수에서 발견되어서는 안된다.
② 대장균 자체가 병원성이 있기 때문에 발견되어서는 안된다.
③ 환경부령에 의한 먹는물 수질기준항목은 크게 네 가지이다.
④ COD는 유기물의 혐기성분해와 관련된다.
⑤ BOD는 유기물의 호기성분해와 관련된다.

22 수인성 감염병의 특징으로 맞는 것은?

① 개인적으로 발생한다.
② 잠복기가 짧다.
③ 치사율은 높다.
④ 감염속도가 빠르다.
⑤ 감염율은 높다.

23 생태학적 보건사업 접근방법에 대한 내용으로 맞는 것은?

① 개인수준의 보건사업은 네트워크를 활성화하여 지역사회 자원을 활용한다.
② 개인수준간 보건사업은 지역사회 각 부분과의 협력강화, 협조체계 구축을 한다.
③ 조직수준 보건사업은 각 부서 집단. 구성원의 요구를 충족시키고 상호연결을 활발히 한다.
④ 지역사회 수준 보건사업은 개인적 특성을 다각적으로 고려하여 위기상황에 대처능력을 키운다.
⑤ 정책수준의 보건사업은 지역사회 수준에서 건강의 구조를 만든다.

24 만성질환의 범주에 속하지 않는 질병은?

① 고혈압　　　　② 뇌졸중　　　　③ 긴장성 편두통
④ 당뇨　　　　　⑤ 관절염

25 오타와 헌장에서 제시한 건강증진 원칙으로 구성된 것은?

| 가. 옹호 | 나. 역량강화 | 다. 연합 |
| 라. 위생환경 | 마. 전염원 차단 | |

① 가, 나, 다　　　　　　② 다, 라, 마
③ 나, 다, 라　　　　　　④ 가, 다, 라, 마
⑤ 가, 나, 다, 라, 마

26 보건사업을 수행할 때 지역사회 참여에 대한 내용으로 틀린 것은?

① 사업수행 성공가능성이 높다.
② 지역사회 요구를 직접 전달받을 수 있다.
③ 사업추진과정에 대한 이해를 높일 수 있다.
④ 지역사회의 공동운명체를 강화할 수 있다.
⑤ 지역사회의 다른 보건사업 개발에 제약을 받을 수 있다.

27 돼지가 병원소인 경우 걸릴 수 있는 감염병은?

① 브루셀라증　　　　　　② 유행성 뇌염
③ 톡소프라스마증　　　　④ 쯔쯔가무시병
⑤ 살모넬라증

28 소집단의 참가자들이 기본적인 내용을 이해한 상태에서 문제해결 중심으로 문제해결 방안을 토론하는 방법은?

① 심포지움　　　② 패널토의　　　③ 분단토의
④ 세미나　　　　⑤ 워크샵

29 병원에서 건강증진 활동을 할 때 병원에 주는 편익에 대한 내용으로 틀린 것은?

① 병원직원의 건강증진
② 부서간 협력 증진
③ 의사와의 관계 개선
④ 직원이동 증가
⑤ 잠재고객과의 관계 개선

30 보건교육을 하는 교육대상자가 주도하는 학습활동의 과정 중 스스로 학습이 이루어진다는 교수-학습 방법은?

| 가. 토론 | 나. 그룹프로젝트 | 다. 발견학습 |
| 라. 탐구학습 | 마. 협동학습 | |

① 가, 나, 다　　　　② 다, 라, 마
③ 나, 다, 라　　　　④ 가, 다, 라, 마
⑤ 가, 나, 다, 라, 마

3과목　보건교육학　|40문항|

보 건 교 육 사 H E A L T H E D U C A T O R

01 1974년 캐나다에서 발표했으며 건강상태를 결정하는 기본 틀을 제공한 보고서는?

① 생태적 모형　　　　② 사망일람표
③ 라론드보고서　　　④ 보건교육법 제정
⑤ Flexner보고서

02 Green이 주장한 보건교육의 정의는?

① 보건교육은 건강에 관한 지식, 신념, 태도, 행동에 영향을 주는 개인, 집단, 지역에서의 모든 경험, 노력, 과정을 말한다
② 보건교육은 지식, 태도, 목적, 지각, 사회적 상태, 권력구조, 문화적 전통 및 대중의 관점을 주의깊게 살펴보고 고려해야 한다
③ 보건교육은 개인 또는 집단의 건강에 관여하는 지식, 태도.행위가 변화하도록 영향을 주는 경험의 총집합이다.
④ 보건교육은 최적의 건강행동에 관해 알려져 있는 것과 실제로 행해지고 있는 것과의 차이를 줄이는 것이다.
⑤ 보건교육은 건강에 이로운 행동을 자발적으로 할 수 있도록 계획한 모든 학습경험들의 조합을 의미한다

03 건강증진을 위하여 고수준 안녕으로 가기 위한 전략에 속하는 것은?

① 질병치료　　　　② 영양상태개선
③ 보건교육　　　　④ 보건정책수립
⑤ 의료서비스 제공

04 건강에 영향을 미치는 요인으로 보건의료체계를 제시한 건강모형은?

① 생의학적 모형　　　② 사회·생태학적 모형
③ 전체론적 모형　　　④ 생태학적 모형
⑤ 안녕모형

05 건강에 미치는 요인 중 외부 환경요인에 해당되지 않는 것은?

① 매개곤충   ② 인구밀도   ③ 계절의 변화
④ 생활습관   ⑤ 직업

06 지역사회 주민의 건강매니저 역할을 담당할 수 있는 자는?

① 보건소장   ② 국민건강관리공단
③ 중소병원장   ④ 보건교육사
⑤ 보건복지부장관

07 보건교육의 목표에 해당하는 것은?

가. 건강서비스에 접근 능력 함양
나. 건강에 미치는 영향인지
다. 건강위험을 줄이는 능력 함양
라. 건강개선을 위한 커뮤니케이션 기술
마. 건강을 위한 지원활동 유도

① 가, 나, 다   ② 나, 다, 라
③ 다, 라, 마   ④ 가, 라, 마
⑤ 가, 나, 다, 라, 마

08 개인의 건강상태와 기능을 향상시키고 질병의 진행을 줄이도록 하는 교육방법은?

① 진료   ② 건강상담   ③ 의료상담
④ 의료서비스   ⑤ 의료

09 환자보건교육사업을 평가할 때 질병관리율, 예방접종율 등의 산출물을 평가하는 것을 무엇이라고 하는가?

① 형성평가   ② 과정평가   ③ 결과평가
④ 사전평가   ⑤ 절대평가

10 범이론적 모형에서 건강행동 변화를 일으키는 순서로 바르게 나열된 것은?

① 계획단계 → 계획 전 단계 → 준비단계 → 행동단계 → 유지단계

② 준비단계 → 계획단계 → 계획 전 단계 → 행동단계 → 유지단계

③ 계획 전 단계 → 계획단계 → 준비단계 → 행동단계 → 유지단계

④ 준비단계 → 계획 전 단계 → 계획단계 → 행동단계 → 유지단계

⑤ 행동단계 → 준비단계 → 계획 전 단계 → 계획단계 → 유지단계

11 산업장 및 학생과 교사들에게 건강생활습관 상담과 보건교과목의 교육을 할 수 있는 사람은?

① 의사   ② 양호교사   ③ 보건교육사
④ 간호사   ⑤ 조산사

12 병원 내 환자보건교육을 하기 위한 원칙을 모두 고르시오.

가. 환자보건교육 요구수준과 욕구 내용을 검토
나. 교육내용의 적절성
다. 보건교육 매체의 적합성
라. 환자보건교육 전담을 위한 보건교육사 인력확보
마. 의료인을 포함한 적극적인 참여와 정보공유

① 가, 나, 다   ② 나, 다, 라
③ 다, 라, 마   ④ 가, 나, 다, 라
⑤ 가, 나, 다, 라, 마

13 세계보건기구에서 건강증진의 활동영역에 대하여 제시한 내용이 아닌 것은?

① 옹호   ② 건강한 정책 수립
③ 개인기술의 개발   ④ 지역사회 활동 강화
⑤ 보건의료의 방향 재설정

14 세계보건기구의 건강증진학교를 위한 영역 구성으로 맞는 것은?

가. 건강한 학교정책   나. 지역사회 연계
다. 건강한 삶을 위한 활동력   라. 건강영향평가
마. 사고발생 시 긴급조치

① 가, 나, 다   ② 나, 다, 라   ③ 다, 라, 마
④ 가, 라, 마   ⑤ 나, 라, 마

15 건강모형 중 전체론적 모형을 제시한 학자는?

① Karl   ② Travis   ③ Dunn
④ Lalond   ⑤ Hettler

16 건강증진의 3요소인 예방에 대한 내용으로 맞는 것은?

① 질병의 치료를 충분히 하는 단계는 3차예방 단계이다.
② 질병의 유병율 감소를 가져오는 단계는 1차예방 단계이다.
③ 건강에 이로운 영양프로그램 제공 및 감염성 질환에 대한 정기적 검사는 2차단계이다.
④ 효과적인 치료를 하고 적절한 교육을 하는 단계는 3차단계이다.
⑤ 만성퇴행성질환은 2차예방 단계에서 중점을 두어야 한다

17 질병에 대한 감수성, 인구밀도와 사회적 관습 및 건강한 생활습관에 의하여 건강이 결정된다는 건강모형은?

① 생의학적 모형   ② 사회·생태학적 모형
③ 전체론적 모형   ④ 생태학적 모형
⑤ 안녕모형

18 보건교육에 대한 내용으로 틀린 것은?

① 건강과 관련된 지식변화
② 인간의 태도나 행동변화
③ 건강에 대한 바람직한 태도와 믿음을 형성하여 행동을 위한 동기부여 과정
④ 건강행동의 실천 및 올바른 정보획득 능력배양
⑤ 자기건강능력 개발을 통하여 건강을 유지하고 증진

19 건강을 결정하는 사회적 요인에 해당하는 것은?

가. 개인적 특성   나. 보건의료서비스 제공환경
다. 물리적 환경   라. 건강행동
마. 사회경제적 특성

① 가, 나   ② 나, 다   ③ 다, 라
④ 가, 라   ⑤ 라, 마

20 PRECEDE-PROCEED 모형 3단계의 교육적 방법 중 소인성 요인을 의미하는 내용은?

① 건강행동을 실천하였을 때 얻게 되는 이득 등 긍정적 또는 부정적 보상을 말한다.
② 건강행동을 결정하는 요인 중 개인이 가지고 있는 특성을 의미한다.
③ 건강행동 목적 달성을 위한 개입 대상이나 환경을 제공하는 사람들을 말한다.
④ 파트너쉽과 기획을 통해 실천하는 것이다.
⑤ 안녕을 증진하고자 하는 욕구에 의하여 동기부여된 행동이다.

21 교육 대상자가 대집단인 경우에 하는 교육방법으로 틀린 것은?

① 강의   ② 세미나   ③ 박람회
④ 패널토의   ⑤ 협동학습

22 사회-생태학적 모형의 기본요인으로 올바른 것은?

① 생활습관　　② 개인행동요인　　③ 보건의료체계

④ 교육　　　　⑤ 성장

23 환자보건교육을 평가하는 단계가 맞게 연결된 것은?

① 현황분석 → 목표치 설정 → 구조평가 → 과정평가 → 결과평가

② 목표치 설정 → 현황분석 → 구조평가 → 과정평가 → 결과평가

③ 구조평가 → 현황분석 → 목표치 설정 → 과정평가 → 결과평가

④ 과정평가 → 목표치 설정 → 현황분석 → 구조평가 → 결과평가

⑤ 현황분석 → 구조평가 → 목표치 설정 → 과정평가 → 결과평가

24 보건교육담당자가 가져야 하는 교육적 특성이 아닌 것은?

① 신뢰성　　　　② 공간적 접근성

③ 홍보성　　　　④ 시간적 접근성

⑤ 준비성

25 다음 중 환자보건교육과 지역사회 보건교육의 차이에 대한 내용으로 틀린 것은?

① 환자보건교육의 목표는 질병증상에 따른 교육이다.

② 지역사회 보건교육의 목표는 1차예방 및 건강증진이다.

③ 환자보건교육 대상자는 환자, 보호자, 질병위험군 및 예방이 필요한 사람이다.

④ 환자보건교육의 내용은 주로 1, 2차 예방활동이다.

⑤ 환자보건교육방법에는 환자상담, 질병관리 또는 질병예방을 위한 개별 및 집단교육이 있다.

26 보건프로그램의 PRECEDE-PROCEED 모형을 만든 학자는?

① Dunn & Travis　　② Green & Kreuter

③ Koch & Pasteur　　④ Karl& Habe

⑤ Lalond&Ardell

27 흡연 시작, 경구 피임약 사용, 운동 프로그램 참여 등의 행동을 하는 것은 개인의 의향이 중요한 역할을 한다는 이론은?

① 인지조화론　　　　② 건강신념모형

③ 합리적 행동론　　　④ 귀인이론

⑤ 범이론적 모형

28 교육방법과 매체 선정 시 고려할 사항이 아닌 것은?

① 통일성　　　　② 교육적 중립성

③ 접근성　　　　④ 구체성

⑤ 생산성

29 건강행동을 실천하기 위하여 확신, 신뢰, 자신감이 필요한 것은?

① 인지된 감수성　　② 인지된 위협

③ 자기 효능감　　　④ 소인적 요인

⑤ 강화

30 이 중 비교적 짧은 기간 내에 건강증진을 위하여 사람들이 행동과 태도를 변화시켜 건강한 생활방식으로 바꾸기 위해 많은 사람들에게 집중적으로 교육내용을 알리는 방법은?

① 예방접종　　　　② 전단지

③ 캠페인　　　　　④ 지역사회 개발

⑤ 정치 경제적 정책의 개발

31 질병발생을 예방하고 건강을 증진시키기 위하여 중요시 여겨지는 것은?

① 생활습관   ② 보건정책   ③ 보건의료제도

④ 경제상태   ⑤ 인종

32 예측불허의 돌발상황이 발생할 수 있는 교육방법은?

① 집단토의   ② 또래교육   ③ 강의

④ 현장실습   ⑤ 역할극

33 환자보건교육의 효과를 높이고 수행의 효율성을 증대시키기 위한 수행원칙을 고르시오.

가. 효과적. 교육적. 행위적 전략이 필요하다.
나. 개별교육 시 교육의 질에 중점을 둔다.
다. 치료제공적 측면에서 의료인들간의 효과적 기술협력이 필요하다.
라. 환자가 취해야 할 행동에 초점을 둔다.
마. 환자교육 담당자는 환자의 사회적 지지강화. 환자의 건강증진을 위해 노력한다.

① 가, 나, 다   ② 나, 다, 라

③ 다, 라, 마   ④ 가, 나, 다, 라

⑤ 가, 나, 다, 라, 마

34 교육매체 중 청각매체에 해당하지 않는 것은?

① VCR   ② 영화   ③ TV

④ 오디오 카드   ⑤ 동영상

35 다음 중 보건교육 학습과정에서 행동에 영향을 주는 요인이 아닌 것은?

가. 지식   나. 나이   다. 신념
라. 태도   마. 의도

① 가   ② 나   ③ 다

④ 라   ⑤ 마

36 전문보건교육사의 7대 책임 및 능력에 해당되는 것으로 구성된 것은?

가. 보건교육 전략   나. 보건교육 평가와 연구수행
다. 보건교육 프로그램 기획   라. 환자정보수집 체계확립
마. 공공복지 서비스 전달을 위한 대상자 선정

① 가, 나, 다   ② 나, 다, 라   ③ 다, 라, 마

④ 가, 라, 마   ⑤ 가, 다, 마

37 생애주기별 보건교육을 수행하는 경우 장점을 고르시오.

가. 보건교육을 위한 적절한 시기를 파악가능
나. 연령별. 생물학적 요인등 각 특성에 따른 보건교육 실시 가능
다. 개인별 맞춤형 보건교육 프로그램 기획가능
라. 보건행동 이론을 적용하여 교육이 가능
마. 환경과 물적 및 인적 요인에 따른 정책개발

① 가, 나, 다, 라   ② 나, 다, 라, 마

③ 가, 다, 라, 마   ④ 가, 라, 마

⑤ 가, 나, 다, 라, 마

38 건강모형 중 안녕모형에 대한 설명이 맞는 것은?

① 건강과 질병은 질병이 없는 사람이 건강한 상태이다.

② 건강과 질병은 병원. 인간, 환경의 요인이 평형을 이룰 때 건강을 유지한다.

③ 건강과 질병은 개인행동요인이 중요하다.

④ 건강과 질병은 연속선상에 있으며 치료의 목적은 질병을 제거하는 것 외에 건강증진과 자기건강관리 능력을 향상시키는 것이다.

⑤ 건강은 전체성과 평안을 얻기 위한 개인이 가진 잠재력이며 건강은 창조적인 생활을 영위 하기 위한 개인의 이상적인 상태이다.

39 건강코디네이터의 역할을 담당할 수 있는 사람은?

① 전문의　　　　　　② 건강검진 팀장
③ 보건교육사　　　　④ 보건소장
⑤ 응급구조사

40 다음 중 인지주의 이론에 해당하는 것은?

가. 강화	나. 연합	다. 통찰학습
라. 동화	마. 동기요소	

① 가, 나　　② 나, 다　　③ 다, 라
④ 라, 마　　⑤ 가, 나, 다

4과목　보건의료법규　　|20문항|

보 건 교 육 사 H E A L T H E D U C A T O R

01 의료기관에서 나오는 세탁물에 관련하여 신고를 받는 자는?

① 시·도지사
② 시장·군수·구청장
③ 보건복지부장관
④ 중앙회의장
⑤ 환경부

02 지역보건법의 목적으로 맞는 것은?

① 모든 국민이 수준높은 의료혜택을 받을 수 있도록 국민의료에 필요한 사항을 규정한다.
② 국민의 질병, 부상에 대한 예방, 진단, 치료, 재활과 출산, 사망 및 건강증진에 대한 보험급여를 실시한다.
③ 지역보건의료기관의 설치, 운영 및 지역보건 의료사업의 연계성에 필요한 사항을 규정하여 보건행정을 합리적으로 조직, 운영한다.
④ 국가건강검진에 관한 국민의 권리, 의무와 책임을 정하고 기본적인 사항을 규정함으로써 국민의 보건 및 복지의 증진에 이바지 한다.
⑤ 마약, 향정신성 의약품의 오용 및 남용으로 인한 국민의 위해를 방지하고 국민의 보건향상에 이바지함을 목적으로 한다.

03 국민건강보험법에서 요양기관에 속하지 않는 것은?

① 약국　　　② 의료기관　　　③ 보건소
④ 보건진료소　　⑤ 부속의료기관

04 담배에 관한 광고개재의 제한을 받지 않는 경우로 맞는 것은?

① 판매부수 1만부 이하로 국내에서 판매되는 외국정기간행물
② 국제선 항공기
③ 체육행사를 후원 제품광고
④ 지정소매인의 영업소 내부에 전시
⑤ 여성과 청소년을 대상으로 광고게제

05 전자처방전의 정보를 탐지하거나 누출한 경우의 벌칙은?

① 3년 이하 징역 및 벌금 2천만원 이하
② 3년 이하 징역 및 벌금 1천만원 이하
③ 5년 이하 징역 및 벌금 2천만원 이하
④ 5년 이하 징역 및 벌금 1천만원 이하
⑤ 3년 이하 징역 및 벌금 3천만원 이하

06 의료인이나 의료기관 종사자가 환자의 기록이나 사본을 교부할 수 있는 경우는?

① 환자의 사망 직전
② 국민건강보험공단의 질병통계를 구할 때
③ 응급환자
④ 보험회사의 보험금지급을 위한 자료 요청 시
⑤ 환자의 동의 없는 친족관계 증명서 첨부할 때

07 건강검진 자료의 활용범위가 아닌 것은?

① 지역사회 건강증진사업
② 만성질환관리 및 지원사업
③ 건강증진비를 위한 예산책정
④ 건강정책수립의 통계자료 작성
⑤ 국가건강검진 검사항목 및 검진주기의 평가 및 지침개발

08 의료기관의 장은 해당 의료기관에서 미숙아나 선천성이상아의 출생 보고를 누구에게 하는가?

① 시장·군수·구청장
② 질병관리본부
③ 산부인과 협회
④ 건강보험관리공단
⑤ 보건소

09 학교의사의 직무로 올바른 것은?

① 학교에서 사용하는 의약품과 독극물 관리에 관한 자문
② 학생과 교직원의 건강진단과 건강평가
③ 학교에서 사용하는 의약품 및 독극물의 실험,검사
④ 신체가 허약한 학생에 대한 보건지도
⑤ 보건교육자료의 수집·관리

10 다음 중 인공임신중절수술의 허용한계로 맞지 않은 것은?

① 유전적장애가 있는 경우
② 전염성질환
③ 강간임신
④ 성인임신
⑤ 모체건강을 해칠 우려가 있는 임신

11 보건복지부장관은 중앙행정기관의 장과 협의하여 몇 년마다 건강 검진종합계획을 수립하는가?

① 2년   ② 3년   ③ 4년
④ 5년   ⑤ 10년

12 보건소 설치·운영이 가능한 자는?

① 시장·군수·구청장   ② 시·도지사
③ 보건복지부장관   ④ 보건사회연구원
⑤ 국민건강관리공단

13 보건교육사의 결격사유에 해당되지 않는 것은?

① 금치산자
② 한정치산자
③ 파산선고를 받은 자로서 복원되지 아니한 자
④ 휴직자
⑤ 금고 이상의 실형이 종료되지 않은 자

14 의료인의 보수교육에 대한 내용으로 맞는 것은?

① 보수교육을 하는 중앙회를 설립하기 위해서는 시·도지사의 허가를 받아야 한다.
② 보수교육은 연간 9시간으로 한다.
③ 보수교육에 필요한 사항은 시장·군수·구청장이 정한다.
④ 면허증을 발급받은 신규 면허 취득자는 보수교육이 면제된다.
⑤ 보수교육의 관계서류는 5년간 보존한다.

15 감염병 예방을 위하여 소독이 필요 없는 곳은?

① 복합쇼핑몰   ② 여객운송 철도차량
③ 유치원   ④ 학교운동장
⑤ 300세대 이상의 공동주택

16 요양기관급여비용를 최초로 청구할 때 신고하는 곳은?

① 질병관리본부   ② 국민건강보험공단
③ 보건복지부   ④ 심사평가연구원
⑤ 보건환경연구원장

17 모자보건수첩을 발급하는 자는?

① 시장·군수·구청장 ② 해당의료기관
③ 보건교육사 ④ 건강보험관리공단
⑤ 보건소

19 국민건강보험공단의 관장업무로 올바른 것은?

가. 보험급여의 관리
나. 자산의 관리 운영
다. 의료시설의 운영
라. 건강유지와 증진을 위한 예방사업
마. 가입자와 피부양자의 자격관리

① 가, 나, 다, 라 ② 나, 다, 라, 마
③ 다, 라, 마 ④ 가, 다, 라, 마
⑤ 가, 나, 다, 라, 마

18 건강검진종합계획의 수립 등 국가건강검진에 대한 중요한 사항을 결정하기 위하여 국가건강검진위원회의 소속이 되는 곳은?

① 질병관리본부 ② 보건복지부
③ 국립의료원 ④ 건강보험관리공단
⑤ 심사평가연구원

20 A병원에 입원환자 250명, 외래환자 130명인 경우 필요한 의사 수와 간호사 수는 몇 명인가?

① 의사 30명, 간호사 80명
② 의사 56명, 간호사 111명
③ 의사 45명, 간호사 90명
④ 의사 49명 간호사 94명
⑤ 의사 50명, 간호사 100명

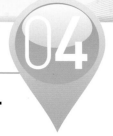
---

01 다음은 보건프로그램의 개발 순환과정을 나타낸 그림이다. (   ) 에 들어가야 할 알맞은 과정의 내용은?

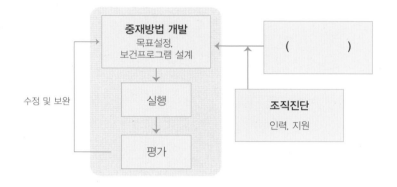

① 문제 진단: 문제 분석, 요구 조사
② 설문 조사: 개인별 조사, 단체별 조사
③ 학력 조사: 면접 조사, 설문 조사
④ 기초 조사: 관찰 조사, 통계 조사
⑤ 인성 조사: 성격 조사, 행동 조사

02 보건기획의 기본 철학은 미래 지향성, 합리성, 통제성으로 요약될 수 있다. 다음 중 보건기획의 특징으로 틀린 것은?

① 보다 나은 수단으로 목표를 달성하기 위하여 장래의 행동에 관한 결정을 준비하는 과정이다.
② 기획은 특정 목표를 달성하기 위하여 누가, 언제, 어떤 방법으로, 어느 정도의 예산으로, 어떤 활동을 할 것인가를 결정하는 것이다.
③ 매우 명확하고 구체적인 목표가 제시된 후에 착수를 할 수 있는 것이 보건기획의 특징이다.
④ 기획의 과정은 하나의 계획을 작성하는 것으로 끝나지 않고 그 집행 결과를 평가하여 다음의 계획에 반영하는 계속적이고 순환적인 활동이다.
⑤ 과거의 경험과 현실분석을 바탕으로 장래에 수행해야 할 행동 방안을 찾는 것이다.

03 'MATCH 모형은 (   )의 실행을 강조한다'에서 (   )에 들어갈 알맞은 말은?

① 개입실행 표적
② 건강프로그램
③ 보건 프로그램
④ 건강행동
⑤ 목적 달성

04 다음에 열거한 항목 중 문제분석에서 고려해야 할 사항으로 맞는 것은?

가. 문제의 정의	나. 문제의 원인
다. 문제의 대상	라. 문제와 기준
마. 당사자의 문제의식	바. 문제의 이득집단
사. 기존 보건 프로그램	

① 가, 나, 다, 라
② 나, 다, 라, 마
③ 다, 라, 마, 바
④ 가, 나, 바, 사
⑤ 가, 나, 다, 마, 바, 사

05 요구사정(need assessment)이란 대상집단의 문제나 필요한 것을 파악하는 것을 말한다. 요구사정을 하는 구체적인 이유로 맞지 않는 것은?

① 대상집단의 문제 파악
② 문제해결 역량 파악
③ 평가의 기초자료 확보
④ 보건 프로그램 개발
⑤ 환경변화 예측

06 다음은 어떤 요구사정의 유형을 설명한 것인가?

특정 서비스나 보건프로그램의 수혜자가 될 특정 인구집단의 요구를 조사하는 방법이다.

① 클라이언트 중심 요구 사정
② 서비스 중심 요구 사정
③ 개인사회 중심 요구 사정
④ 지역사회 중심 요구 사정
⑤ 국가 사회 중심 요구 사정

07 자료의 특성에 따라 구분한 다음 그림에서 빈 공간에 들어갈 알맞은 자료명은?

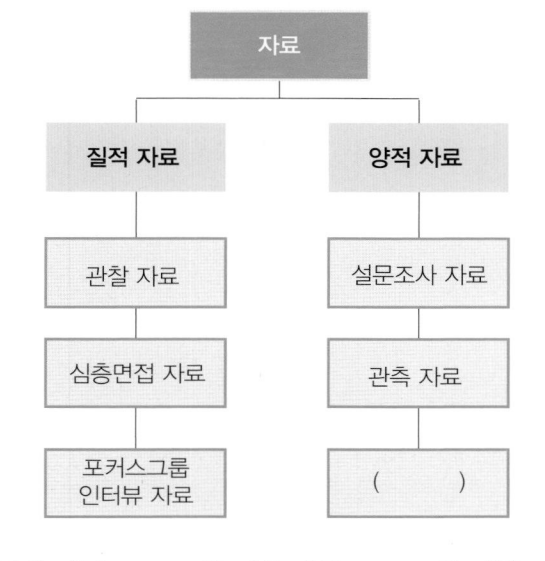

① 조사 자료   ② 기초 자료   ③ 면접 자료
④ 실험 자료   ⑤ 인터넷 자료

08 포커스그룹 인터뷰의 설명으로 틀린 것은?

① 적은 수의 응답자로 구성된 그룹을 대상으로 자연스럽게 인터뷰를 진행한다.
② 질적 연구에서 가장 많이 사용되는 대표적인 방법이다.
③ 응답자의 상당히 깊은 내용까지 파악할 수 있다.
④ 포커스 그룹을 통하여 관심 대상이 되는 주제나 문제를 이해하는 것이 포커스그룹 인터뷰의 목적이다.
⑤ 자연스러운 토의 과정을 통하여 미처 생각하지 못했던 새로운 사실을 발견하는 것이다.

09 심층 면접 방법의 설명으로 바르게 짝지어진 것은?

가. 숙련된 면접자에 의하여 면접이 1:1로 이루어진다.
나. 일반적으로 30분부터 시작하여 1시간 이상 소요되는 경우도 있다.
다. 너무 적은 인원의 응답자로 구성되면 다양한 의견을 듣지 못하게 된다.
라. 일반적인 질문으로부터 시작하여 구조화되지 않은 형식으로 질문이 이어져야 한다.
마. 관심이 되는 주제나 문제를 이해하는 것이다.

① 가, 나, 다   ② 가, 다, 마   ③ 나, 다, 라
④ 가, 나, 라   ⑤ 다, 라, 마

10 다음은 보건소 고혈압사업 대상자 결정 사례를 나타낸 표이다. (   ) 안에 들어갈 알맞은 집단은?

구분	사업대상	인구	
		인원수	유병률(%)
일반집단	지역사회 전체주민 (412,685명)	110,599명	26.8
위험집단	30세 이상 주민 (253,718명)	67,996명	26.8
( )	50세 이상 주민 (106,051명)	28,421명	26.8

① 일반 집단   ② 특수 집단   ③ 위험 집단
④ 표적 집단   ⑤ 클라이언트 집단

11 보건프로그램 내용을 조직할 때는 기본적으로 계속성, 계열성, 통합성… 등의 5가지 기준을 고려하여 조직해야 한다. 나머지 2개의 기준은?

① 균형성, 다양성   ② 종합성, 복합성
③ 미래성, 실천 가능성   ④ 용이성, 단순성
⑤ 균형성, 복합성

12 다음은 대상자 결정모형에서 어느 집단에 대한 특성을 설명한 것인가?

• 표적집단 중에서 보건프로그램의 실제 참가자가 될 수 있는 인구집단을 말한다.
• 서비스에 대한 접근성의 문제로 인하여 표적집단 전체가 클라이언트 집단이 되기는 어렵다.
• 표적집단 중에서 클라이언트 집단을 선정하는데 있어서 자발적인 참여를 원칙으로 하나, 상황에 따라서는 특별한 자격을 갖춘 사람을 선정하여 최종결정하는 경우도 있다.

① 일반 집단   ② 특수 집단   ③ 위험 집단
④ 표적 집단   ⑤ 클라이언트 집단

13 'CLEAR은 PEARL과 비슷하며 CLEAR의 평가항목으로는 지역사회역량, ☐☐☐☐☐, 효율성, 수용성, 자원의 활용가능성이 다'에서 네모 안에 들어가야 할 알맞은 것은?

① 융통성   ② 합리성   ③ 합법성

④ 종합성   ⑤ 경제성

14 윤리적 문제와 관련하여 사용하고 있는 다음 항목들은 어떤 방법의 평가인가?

> • 자원의 공정한 배분을 위한 기준은 무엇인가?
> • 예방, 치료, 재활 간에 공정한 자원배분이 가능한가?
> • 표적 집단이 의사결정 과정에 참여할 수 있는가?
> • 의사결정 과정에서 과정의 공정성이 지켜지는가?
> • 계획 결정에 있어서 표적집단의 희망이 반영되는가?
> • 서비스 이용에 차질이 없도록 사전에 주의하고 있는가?

① CLEAR   ② NIBP   ③ PATCH

④ PEARL   ⑤ BPRS

15 다음은 무엇에 대한 설명인가?

> 보건프로그램의 실행을 효율적이고 효과적으로 관리하는 방법으로는 보건프로그램 평가검토기법, 활동별 진행계획도표, 월별 진행 계획 카드 등이 있으며, 보건프로그램 실행 전체 수행해야 할 업무를 일목요연하게 보여주는 총괄 진행도가 있다.

① 진행에 대한 관리 기법   ② 운영에 대한 관리 기법

③ 실행에 대한 관리 기법   ④ 건강증진에 대한 관리 기법

⑤ 진행과 관리에 대한 관리 기법

16 보건사업 평가 대상에 따른 평가 구분에 대해 설명한 그림에서 빈 칸에 들어가야 할 알맞은 과정은?

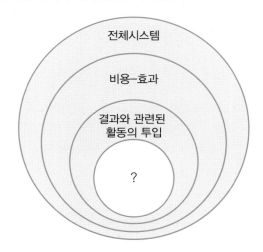

① 실행 달성 여부   ② 실행 성공 여부

③ 프로그램 성공 여부   ④ 목적 달성 여부

⑤ 사업 성공 여부

17 과정분석을 할 때에 적절한 측면을 모두 골라라.

> 가. 보건프로그램의 속성 분석
> 나. 보건프로그램 대상 인구 분석
> 다. 여건에 대한 분석
> 라. 보건프로그램의 효과분석

① 가, 나, 다   ② 가, 나, 라   ③ 나, 다, 라

④ 가, 다, 라   ⑤ 가, 나, 다, 라

18 평가 과정을 순서대로 나열해 놓은 것은?

> 가. 제1단계: 사전검토   제2단계: 자료수집
>   제3단계: 자료분석   제4단계: 결과도출 및 적용
> 나. 제1단계: 자료수집   제2단계: 사전검토
>   제3단계: 자료분석   제4단계: 결과도출 및 적용
> 다. 제1단계: 자료 분석   제2단계: 자료수집
>   제3단계: 사전검토   제4단계: 결과도출 및 적용
> 라. 제1단계: 자료수집   제2단계: 자료분석
>   제3단계: 결과도출 및 적용   제4단계: 사전검토
> 마. 제1단계: 사전검토   제2단계: 자료수집
>   제3단계: 자료분석   제4단계: 결과 도출 및 적용

① 가   ② 나   ③ 다

④ 라   ⑤ 마

19 청소년들의 음주량을 줄이기 위한 보건프로그램의 계획으로 목적과 목표를 설정할 때 목표가 갖추어야 할 요건으로 틀린 것은?

> **[목 적]** OO시 청소년의 음주량을 감소시킨다.
> **[목 표]** 2013년 현재 20%인 청소년 음주량을 2015년까지 15%로 감소시킨다.

① 구체적으로 제시되어야 한다.
② 측정 가능해야 한다.
③ 적극적으로 성취 가능한 수준이어야 한다.
④ 목적 및 문제해결과 직접, 간접적으로 관련성이 있어야 한다.
⑤ 목표달성을 위한 기간이 명시되어야 한다.

20 대표 집단의 우선순위 결정 방법 진행절차가 순서에 맞게 차례대로 나열된 것은?

① 대표집단 구성 → 문제목록 및 결성기준 작성 → 1차 토론 → 문제 평가 → 순위 결정 → 순위에 대한 토론 → 최종 결정
② 문제목록 및 결성기준 작성 → 대표집단 구성 → 1차 토론 → 문제 평가 → 순위 결정 → 순위에 대한 토론 → 최종 결정
③ 1차 토론 → 문제목록 및 결성기준 작성 → 대표집단 구성 → 문제 평가 → 순위 결정 → 순위에 대한 토론 → 최종 결정
④ 대표집단 구성 → 문제목록 및 결성기준 작성 → 1차 토론 → 문제 평가 → 순위 결정 → 순위에 대한 토론 → 최종 결정
⑤ 문제 평가 → 대표집단 구성 → 문제목록 및 결성기준 작성 → 1차 토론 → 순위 결정 → 순위에 대한 토론 → 최종 결정

2과목	보건학	30문항

보 건 교 육 사 H E A L T H E D U C A T O R

01 보건행정의 중앙조직이 될 수 있는 곳은?

① 시, 도청
② 질병관리본부
③ 보건사회진흥원
④ 보건복지부
⑤ 국민건강관리공단

02 체온조절에 영향을 미치는 외부환경 조건으로 올바른 것은?

가. 기류	나. 기온	다. 기습
라. 복사열	마. 불쾌지수	

① 가, 나, 다, 라
② 나, 다, 라, 마
③ 가, 다, 라, 마
④ 가, 나, 라, 마
⑤ 가, 나, 다, 라, 마

03 환자들에게 예방활동이나 질병의 조기발견 또는 치료에 관심을 기울일 수 있는 진료비 지불방식은?

① 행위별 수가제
② 봉급제
③ 인두제
④ 포괄수가제
⑤ 총액계약제

04 치명률을 측정할 수 있는 지표는 무엇인가?

① 병원력
② 면역력
③ 독력
④ 감염력
⑤ 전염력

05 생태학적 모형의 기본요인으로 올바른 것은?

가. 보건의료체계	나. 생활습관	다. 병원체
라. 인간	마. 환경	

① 가, 나
② 나, 다
③ 가, 나, 다
④ 다, 라, 마
⑤ 가, 나, 다, 라, 마

06 보건의료서비스를 관리하는 보건행정의 특성에 대하여 올바른 것은?

| 가. 사회성 | 나. 조장성 | 다. 기술성 |
| 라. 신속성 | 마. 완전성 | |

① 가, 나, 다
② 다, 라, 마
③ 나, 다, 라
④ 가, 다, 라, 마
⑤ 가, 나, 다, 라, 마

07 멜서스의 인구이론에서 과잉인구로 가는 기준은?

① 생식력
② 식량
③ 피임
④ 생활수준
⑤ 경제성장

08 참가자가 많을 경우에 여러개의 분단으로 나누어 토의를 시킨 후 전체회의에서 종합하는 방법은?

① 심포지움
② 패널토의
③ 분단토의
④ 세미나
⑤ 역할극

09 건강보균자에 대한 대책으로 맞는 것은?

① 전염경로 차단
② 신속한 보고
③ 환경개선
④ 격리
⑤ 보건교육강화

10 학교 건강상담을 할수 있는 자는?

| 가. 양호교사 | 나. 보건교사 | 다. 학교 교직원 |
| 라. 학교의사 | 마. 담임교사 | |

① 가, 나
② 나, 라
③ 다, 라
④ 다, 라, 마
⑤ 가, 나, 다

11 순화독소를 체내에 주입하여 항체가 생성되어 파상풍을 예방한 면역을 무엇이라고 하는가?

① 선천면역
② 인공능동면역
③ 자연수동면역
④ 자연능동면역
⑤ 인공수동면역

12 목표 달성을 위하여 모든 자원을 단위별로 나누어 배분하고 조정하는 활동을 무엇이라고 하는가?

① 기획
② 조정
③ 지휘
④ 조직화
⑤ 예산

13 매개곤충인 모기로 인하여 발생하는 감염병은?

| 가. 발진열 | 나. 황열 | 다. 유행성출혈열 |
| 라. 사상충증 | 마. 페스트 | |

① 가, 나
② 나, 다
③ 나, 라
④ 다, 라, 마
⑤ 가, 다, 마

14 금속구조물을 부식시키며 산성비의 원인이 되는 물질은?

① 황산화물
② 일산화탄소
③ 탄화수소
④ 탄산가스
⑤ 이산화탄소

15 보건사업을 수행하는 지역사회 참여를 하는데 있어서 적응적 흡수란?

① 주민 참여 없이 행정기관에 의하여 결정이 이루어지는 것이다.
② 주민들이 정책결정 및 집행에 영향을 미치지 못하고 건의나 견해를 제시하는 것이다.
③ 주민의 여건이 높을 때 정책에 필수적인 통합부분의 형태로 일어난 것이다.
④ 행정기관과 주민간의 협의로 정책결정을 진행하는 것이다.
⑤ 확인된 자원을 정리하여 지역사회 지원 목록표를 정리하는 것이다.

16 산업재해 발생상황을 총괄적으로 파악하는데 적합한 산업재해 통계지표는?

① 강도율   ② 도수율   ③ 건수율

④ 사망율   ⑤ 퇴직율

17 감염병 유행의 3대 요인으로 올바른 것은?

가. 감염원	나. 감염경로	다. 숙주의 감수성
라. 환경	마. 생활습관	

① 가, 나, 다   ② 나, 다, 라   ③ 다, 라, 마

④ 나, 라, 마   ⑤ 가, 다, 마

18 학교의 학생과 교직원에게 정기 또는 임시 예방접종을 실시할 수 있는 자는?

가. 양호교사	나. 보건교사	다. 학교 교직원
라. 학교의사	마. 담임교사	

① 가, 나   ② 나, 라   ③ 다, 라

④ 다, 라, 마   ⑤ 가, 나, 다

19 주사기를 통하여 병원소가 탈출하는 감염병은?

① 이질   ② 한센병   ③ 백일해

④ 발진열   ⑤ 파라티푸스

20 불쾌지수를 다른 용어로 올바르게 표현된 것은?

① 감각온도   ② 쾌감대   ③ 온습도지수

④ 실효온도   ⑤ 대류권

21 '옹호'에 대한 설명으로 맞는 것은?

① 본인과 가족의 건강을 유지할 수 있도록 스스로의 건강관리에 적극 참여하여 자신들의 행동에 책임을 느끼게 하는 것이다.

② 건강에 대한 대중의 관심을 불러일으키고 보건의료의 수요를 충족시킬 수 있는 건강한 보건정책을 수립하도록 하는 것이다.

③ 모든 사람들이 건강을 위한 발전을 계속하도록 건강에 영향을 미치는 관련분야 전문가들이 협조하는 것이다.

④ 노동과 노동환경에 관련된 건강문제를 다루는 분야이다.

⑤ 자료를 수집하고 분석하며 분석한 것을 토대로 하여 합리적인 의사결정을 하는 과학적 방법을 의미한다.

22 빗물이나 우박 등의 강우로 순수한 물이지만 세균, 먼지 등을 함유하고 있는 상수원은?

① 천수   ② 하천수   ③ 호소수

④ 저수지   ⑤ 지하수

23 예방접종을 실시하여 감염병을 예방할 수 있는 것은?

① 장티푸스   ② 유행성이하선염   ③ 콜레라

④ 세균성 이질   ⑤ 파라티푸스

24 용존산소 농도조절로 하수를 처리하는 방법은?

① 산화지법   ② 혐기성 처리법

③ 오니처리   ④ 활성오니법

⑤ 침전법

25 공중보건학 및 예방의학 발전에 기여한 역학의 역할에 대하여 맞는 것은?

① 지역사회 참여 활성화   ② 지도층의 적극적 참여

③ 공공성   ④ 사회성

⑤ 임상분야에 활용

26 주제에 대하여 몇 명의 전문가가 새로운 사실이나 내용을 발표하며 발표된 내용에 대하여 전체 참가자가 토론하는 방법은?

① 심포지움 　　　② 패널토의 　　　③ 분단토의
④ 세미나 　　　　⑤ 역활극

27 콜레라에 이환된 이후에 자연적으로 형성된 면역을 무엇이라고 하는가?

① 선천면역 　　　　　② 인공능동면역
③ 자연수동면역 　　　④ 자연능동면역
⑤ 인공수동면역

28 물의 오염도가 높은 상태를 의미하는 것으로 구성된 것은?

> 가. BOD가 높다 　　　　나. 부유물질이 많다
> 다. DO가 높다 　　　　라. 대장균이 많다
> 마. BOD가 낮다

① 가, 나, 다, 라 　　　　② 나, 다, 라, 마
③ 가, 다, 라, 마 　　　　④ 가, 나, 라, 마
⑤ 가, 나, 다, 라, 마

29 대기 중의 안개 모양의 오염상태를 무엇이라고 하는가?

① 오존층 　　　② 알데히드 　　　③ 연무
④ 스모그 　　　⑤ 분진

30 건강문제와 위험요인과의 관계를 가장 명확하게 설명할 수 있는 연구방법은?

① 기술연구 　　　　　② 단면연구
③ 환자−대조군 연구 　④ 코호트 연구
⑤ 실험연구

3과목	보건교육학	40문항

보 건 교 육 사 H E A L T H E D U C A T O R

01 보건교육학에서 추구하는 건강관리 기본 방향 중 적극적인 건강관리 방법에 속하는 것은?

> 가. 체중조절 　　　나. 보건교육 　　　다. 스트레스 조절
> 라. 법규제정 　　　마. 정기적인 건강검사

① 가, 나 　　　　② 나, 다, 라 　　　③ 라, 마
④ 가, 다 　　　　⑤ 가, 나, 다, 라, 마

02 성장발육 부진아와 과체중아를 스케닝하고 구강보건, 비만예방교육을 하고 건강검진 결과에 대하여 설명하면서 사후관리를 담당하는 사람은?

① 치위생사 　　　② 소아과의사 　　　③ 건강검진 팀장
④ 보건교육사 　　⑤ 간호사

03 환자보건교육사업의 평가에서 환자보건교육의 세부목표 지표가 달성되었는지의 여부를 평가하는 것을 무엇이라고 하는가?

① 형성평가 　　　② 상대평가 　　　③ 결과평가
④ 사전평가 　　　⑤ 절대평가

04 학교보건에 관한 설명으로 틀린 것은?

① 학생과 교직원이 건강하고 안전하게 생활할 수 있도록 질병을 예방하는 것이다.
② 학생 및 교직원의 건강관리와 건전한 학교환경, 보건교육과 지역사회의 관련 활동을 포함하는 것이다.
③ 학교건강검사 규칙에 따라 초등학교 1학년부터 매년마다 대학병원에서 건강검진을 받도록 한다.
④ 모든 학령 전 및 학령기 인구와 청소년들을 위한 일차보건 의료를 제공하는 것이다.
⑤ 학생들의 신체적, 정신적, 사회적으로 안녕상태에 도달하도록 하며 성인이 된 이후 건강에 이로운 행동을 선택할 수 있고 유지강화하도록 한다.

05 전통적인 방법 중의 하나로 학습기간의 상호관계가 거의 없으며, 많은 수의 대상자를 교육할 때 쓰는 교육방법은?

① 집단토의   ② 또래교육   ③ 강의

④ 현장실습   ⑤ 역할극

06 사람은 자신이 가지고 있는 지식, 태도, 행동이 일관되어 서로 조화를 이루고 있는 상태를 선호함을 주장하는 이론은?

① 인지조화론   ② 건강신념모형

③ 합리적 행동론   ④ 귀인이론

⑤ 범이론적 모형

07 건강증진 행동을 수행할 수 있는 개인적 능력에 대한 주관적 판단을 무엇이라고 하는가?

① 가치교환   ② 자기효능감   ③ TIA

④ 강화   ⑤ 중재

08 포트폴리오나 발표수업의 학습형태로 이루어지는 교수-학습의 원리는?

① 자발적 참여의 원리   ② 개별화의 원리

③ 체험의 원리   ④ 사회적용의 원리

⑤ 윤리원리

09 보건교육을 하는 방법에 있어서 긍정적 강화에 해당되는 것이 아닌 것은?

① 칭찬   ② 보너스 지급   ③ 벌금부과

④ 지위부여   ⑤ 승진

10 보건교육이 건강에 영향을 줄 수 있는 5가지 요소로 구성된 것은?

가. 개인적 요인   나. 개인간요인   다. 지역사회요인
라. 조직적요인   마. 공공정책적 요인

① 가, 나, 다   ② 나, 다, 라   ③ 다, 라, 마

④ 가, 라, 마   ⑤ 가, 나, 다, 라 마

11 건강행동을 하는데 있어서 환자 역활 행동에 대한 내용을 고르시오.

가. 의료인에게 치료   나. 건강을 위한 휴식
다. 의료인에게 진료예약   라. 적절한 수면
마. 절주

① 가, 나   ② 나, 다   ③ 다, 라

④ 라, 마   ⑤ 가, 나, 다

12 다음 중 학교보건의 필요성에 대한 내용으로 틀린 것은?

① 보건교육 효과가 큼

② 질병조기 발견

③ 지역사회의 중심

④ 인구가 많다

⑤ 환경위생이 가능

13 질병에 대한 감수성, 인구밀도와 사회적 관습 및 건강한 생활습관에 의하여 건강이 결정된다는 건강모형은?

① 생의학적 모형   ② 사회·생태학적 모형

③ 전체론적 모형   ④ 생태학적 모형

⑤ 안녕모형

14 '교육 대상자의 개성과 능력이 달라서 개인차를 최대한 수용하고 배려하는 수업을 해야 한다.'는 교수-학습의 원리는 무엇인가?

① 자발적 참여의 원리   ② 개별화의 원리

③ 체험의 원리   ④ 사회적용의 원리

⑤ 윤리원리

15 보건교육 이론으로 알려진 KAP에 해당되는 것은?

가. Keep   나. Apply   다. Knowledge
라. Attitude   마. Practice

① 가, 나, 다   ② 나, 다, 라   ③ 다, 라, 마
④ 가, 다, 마   ⑤ 나, 라, 마

16 의사의 지시하에 건강검진 대상자에게 맞춤형 사후관리 서비스 등의 정보를 제공하는 사람은?

① 치위생사   ② 조산사   ③ 건강검진 팀장
④ 보건교육사   ⑤ 간호사

17 보건교육 평가를 위한 지표 조건이 아닌 것은?

① 타당도와 신뢰도가 높을 것
② 이해도가 높을 것
③ 유용하고 비교 가능할 것
④ 포괄적이며 자료수집이 적시에 수집 가능할 것
⑤ 응용할 수 있어야 하고 위임할 수 있을 것

18 지역사회보건의 기본요소인 것은?

가. 인적자원   나. 물적자원   다. 구조적 자원
라. 가정자원   마. 대인적 자원

① 가, 나   ② 가, 나, 다   ③ 나, 다, 라
④ 다, 라, 마   ⑤ 가, 나, 라

19 세계보건기구에서 코펜하겐 문서를 통하여 건강증진을 위해 지정한 5가지 원칙에 대한 내용으로 틀린 것은?

① 특정질환을 가진 사람들만이 아닌 모든 인구집단을 포함한다.
② 전체적인 환경이 건강에 긍정적인 방식이 될 수 있도록 한다.
③ 건강위협에 대처하는 보완적인 방법과 접근들을 해체시킨다.
④ 자조운동의 원칙을 지원하는 효과적인 대중의 참여를 목표로 한다.
⑤ 보건의료전문인들은 건강증진을 지원하고 가능하게 하는 중요한 역할을 한다.

20 환자보건교육을 하는 경우 장애요인으로 맞는 것은?

가. 교육적 준비 부족   나. 교육적 태도
다. 환자보건교육 환경의 제약 라. 환자보건교육 전략부족
마. 환자의 태도

① 가, 나, 다   ② 나, 다, 라
③ 다, 라, 마   ④ 가, 나, 다, 라
⑤ 가, 나, 다, 라, 마

21 보건의료기관에서 보건교육을 하는 목적으로 맞는 것은?

가. 자기역량강화   나. 사망률 저하
다. 지역사회의 건강증진   라. 지역사회의 질병예방
마. 지역사회 주민의 삶의 질 향상

① 가, 나, 다   ② 나, 다, 라
③ 다, 라, 마   ④ 가, 나, 다, 라
⑤ 가, 나, 다, 라, 마

22 CDC에서 제시한 지역사회 건강증진 PATCH 모델을 평가하는 기준으로 틀린 것은?

① 유용성   ② 적합성   ③ 실행가능성
④ 정확성   ⑤ 효율성

23 다음의 특성을 가진 교육매체는?

> 가. 비용발생이 적으며 접근도가 높다.
> 나. 물리적 환경이나 환경에 대한 부담이 적다.
> 다. 추상적 형태이기에 교육대상자의 동기유발이 어렵다.
> 라. 내용문맹 초래 가능성이 있다.

① 오디오   ② 동영상   ③ 조작물
④ 텍스트   ⑤ 내용전문가

24 보건교육사로서 산업장에서 근무하게 될 때 그 직무에 해당되지 않는 것은?

① 보호장비 구비
② 근로자 대상 보건교육실시
③ 작업환경의 측정 및 평가
④ 건강장애의 원인조사
⑤ 근로자의 직업병 치료

25 환자보건교육사업의 평가 방법 중 인프라 구조를 평가하는 것을 무엇이라고 하는가?

① 형성평가   ② 과정평가   ③ 결과평가
④ 사전평가   ⑤ 절대평가

26 개인이 보건교육을 받는 경우 교육방법으로 맞지 않는 것은?

> 가. 면담   나. 인턴쉽   다. 현장학습
> 라. 시범   마. 토의

① 가, 나, 다   ② 나, 다, 라   ③ 다, 라, 마
④ 가, 다   ⑤ 나, 라

27 인간의 행동은 의지로 조절할 수 있으며 의향,믿음,태도,주관적 규범에 의하여 결정된다는 이론은?

① 합리적 행동론   ② 계획된 행동론
③ 건강신념모형   ④ 범이론적 모형
⑤ 사회인지이론

28 보건교육 프로그램 개발의 가치를 결정하는 결정적인 근거가 될 수 있는 단계는?

① 보건문제 진단과 요구도 파악
② 이용 가능한 자원파악
③ 보건교육사업의 우선순위 선정
④ 대상자 선정 및 특성파악
⑤ 보건교육 목적과 목표설정

29 건강신념 모형의 구성요소가 아닌 것은?

> 가. 인지된 위협   나. 자기효능감
> 다. 인지되는 장애요인   라. 유인과 기대
> 마. 강화

① 가, 나   ② 나, 다   ③ 라, 마
④ 가, 다   ⑤ 나, 라

30 비만, AIDS 예방, 공황장애, 알코올 중독 등 여러 건강분야에 걸쳐 적용이 가능한 모형은 무엇인가?

① 합리적 행동론   ② 계획된 행동론
③ 건강신념모형   ④ 범이론적 모형
⑤ 사회인지이론

31 건강한 행동변화로 가는 단계로 진행되는 과정은 인지적 과정과 행동적 과정으로 구성된다고 Prochaska와 Diclemente는 주장하였다. 인지적 과정에 대한 내용으로 구성된 것은?

> 가. 인식제고　　　나. 정서적 각성　　　다. 환경재평가
> 라. 자아재평가　　　마. 사회적 해방

① 가, 나, 다, 라
② 나, 다, 라, 마
③ 가, 다, 라, 마
④ 가, 라, 마
⑤ 가, 나, 다, 라, 마

32 건강모형에서 생의학적 모형에 대한 설명으로 맞는 것은?

① 건강과 질병은 질병이 없는 사람이 건강한 상태이다.
② 건강과 질병은 병원, 인간, 환경의 요인이 평형을 이룰 때 건강을 유지한다.
③ 건강과 질병은 개인행동요인이 중요하다.
④ 건강과 질병은 연속선상에 있으며 치료의 목적은 질병을 제거하는 것 외에 건강증긴과 자기건강관리 능력을 향상시키는 것이다.
⑤ 건강은 전체성과 평안을 얻기 위한 개인이 가진 잠재력이며 건강은 창조적인 생활을 영위하기 위한 개인의 이상적인 상태이다.

33 세계보건기구에서 건강증진 활동가들을 위한 건강증진 기본 접근 전략으로 구성된 것은?

> 가. 건강한 정책 수립　　　나. 지원
> 다. 지역사회 활동의 강화　라. 중재　　　마. 옹호

① 가, 나
② 나, 다
③ 가, 다
④ 나, 라, 마
⑤ 가, 나, 다

34 보건의료체계에 포함되어야 하는 것이 올바른 것은?

> 가. 예방적 요소　　　나. 치료적 요소
> 다. 재활적 요소　　　라. 물리적 환경요인
> 마. 개인행동

① 나, 라, 마
② 다, 라, 마
③ 가, 다, 마
④ 가, 나, 다
⑤ 가, 라, 마

35 집회의 효과를 높일 수 있는 교육방법은?

① 강연회
② 회의
③ 개별교육
④ 라디오 방송
⑤ 포럼

36 건강증진을 위한 방법으로 마케팅 믹스 4P를 활용할 수 있는 건강증진 모형은?

① PRECEDE-PROCEED
② MATCH
③ MAPP
④ 건강신념 모형
⑤ 소비자 중심기획모형

37 동기화는 보건교육의 학습을 강화시키는 역할을 한다. 다음 중 동기화 방법으로 맞지 않는 것은?

① 자기효능감 증대
② 성공경험
③ 일탈
④ 자존감 고취
⑤ 희망

38 Tannahill이 주장한 건강증진 모델에 속하는 것은?

> 가. 보건교육　　　나. 예방　　　다. 건강보호
> 라. 지역사회 조직　마. 건강개선

① 가, 나, 다
② 나, 다, 라
③ 다, 라, 마
④ 가, 라, 마
⑤ 가, 나, 다, 라, 마

39 보건교육을 위하여 사용하는 교육매체의 기능이 아닌 것은?

① 새로운 내용을 이해하는데 보조적인 역할

② 추상적인 개념의 학습을 촉진

③ 교육자 강의만으로 끌어내기 힘든 교육대상자의 흥미를 끌어낼 수 있다.

④ 비디오 수업, 원격수업에 동원되는 매체는 학습자의 역할을 대신한다.

⑤ 교육자의 현장 수업의 목적을 달성하는데 보조적. 지원적 역할을 대신한다.

40 보건교육사가 지역사회 보건교육을 계획하고 실행할 때 고려사항으로 틀린 것은?

① 지역사회 보건교육은 학습이 누적될 수 있도록 계획하고 순서를 정하여 진행한다.

② 건강행동 변화를 일으키는 핵심요인을 실시한다.

③ 대상자, 생활터의 종류에 따라 보건교육방법을 다르게 해야 하고 다양한 방법을 혼용한다.

④ 기존의 보건프로그램과 연계시키는 방안이 고려되어야 한다.

⑤ 학교의 보건교육은 학교의 교사들만 전담하는 것이 바람직하다

| 4과목 | 보건의료법규 | 20문항 |

보 건 교 육 사 H E A L T H E D U C A T O R

01 A병원에 입원환자 549명인 경우 필요한 당직 의사수와 간호사 수는 몇 명인가?

① 의사 2명, 간호사 4명

② 의사 5명, 간호사 10명

③ 의사 7명, 간호사 12명

④ 의사 9명, 간호사 14명

⑤ 의사 2명, 간호사 12명

02 학교보건법에 대한 설명으로 맞는 것은?

① 학교에서 보건교육을 실시하여야 하는 실시권자는 보건복지부장관이다.

② 정화구역에서 금지시설을 한 자는 2년 이하의 징역 또는 2천만원 이하의 벌금이다.

③ 감염병과 관련 학생(교직원)에 대하여 등교를 중지시킬 수 있는 주체는 보건소장이다.

④ 학교에서 보건교육을 체계적으로 실시하여야 하는 주체는 질병관리본부장이다.

⑤ 정화구역 위반자에 대한 벌칙은 2년 이하의 징역 또는 2천만원 이하의 벌금이다.

03 건강검진에 관한 조사·연구사업을 수행하는 자는?

① 질병관리본부장   ② 보건복지부장관

③ 국립의료원장   ④ 시장·군수·구청장

⑤ 보건소장

04 의료기관의 시설을 파괴한 경우 벌칙은?

① 3년 이하 징역 및 벌금 2천만원 이하

② 3년 이하 징역 및 벌금 1천만원 이하

③ 5년 이하 징역 및 벌금 2천만원 이하

④ 5년 이하 징역 및 벌금 1천만원 이하

⑤ 3년 이하 징역 및 벌금 3천만원 이하

05 학교의 정화구역 안에서의 금지행위 및 시설해제신청서는 누구에게 제출하는가?

① 보건복지부   ② 시장·군수·구청장

③ 시·도지사   ④ 환경부

⑤ 해당 교육장

06 의료인의 의무를 하지 않아도 벌칙규정이 없는 것은?

① 변사체 신고   ② 세탁물처리
③ 처방전 작성   ④ 요양방법의 지도
⑤ 진료거부

10 외국인 환자를 유치하고자 하는 의료기관의 등록을 받는 자는?

① 시·도지사   ② 보건사회진흥원장
③ 보건복지부장관   ④ 문화관광부
⑤ 외교통상부

07 요양기관은 요양급여비용 심사청구서를 몇 년간 보존해야 하는가?

① 2년   ② 3년   ③ 4년
④ 5년   ⑤ 10년

11 국가가 건강증진을 위하여 건강검진을 실시하는 경우에 현장에서 건강검진을 실시하는 자는?

① 간호사   ② 보건교육사   ③ 보건소장
④ 보건진료원   ⑤ 국민건강관리공단

08 건강검진의 의미로 맞는 것은?

① 국가건강검진을 실시하기 위하여 검진을 시행하는 기관을 말한다.
② 건강상태 확인 및 질병의 예방과 조기발견을 위하여 건강검진을 시행하는 것을 말한다.
③ 국가와 지방자치단체가 시행하는 건강검진을 말한다.
④ 건강검진을 통하여 얻는 개인의 건강검진 자료를 광·전자적 방식으로 처리한 부호, 문자, 음성 및 영상의 자료를 의미한다.
⑤ 신체의 발달상황 및 능력, 정신건강 상태, 생활습관, 질병의 유무 등에 대하여 조사하거나 검사하는 것을 말한다.

12 영양조사원으로 가능한 자로 구성된 것은?

| 가. 의사 | 나. 간호사 | 다. 영양사 |
| 라. 호텔주방장 | 마. 조리원 | |

① 가, 나, 다   ② 나, 다, 라
③ 다, 라, 마   ④ 가, 다, 마
⑤ 가, 나, 다, 라, 마

09 보건교사의 직무로 맞는 것은?

① 학교보건계획의 수립에 관한 자문
② 학생과 교직원의 건강진단과 건강평가
③ 보건실의 시설, 설비 및 약품 등이 관리
④ 학생과 교직원의 건강상담
⑤ 학교보건관리에 관한 지도

13 요양기관이 정당한 이유없이 요양급여를 거부한 경우의 벌금은?

① 3천만원 이하의 벌금
② 2천만원 이하의 벌금
③ 천만원 이하의 벌금
④ 5백만원 이하의 벌금
⑤ 3백만원이하의 벌금

14 건강보험사업을 관장하는 자는?

① 질병관리본부장
② 국민건강보험공단 이사장
③ 보건복지부장관
④ 시장·군수·구청장
⑤ 보건환경연구원장

15 병원감염예방을 위하여 감염관리위원회와 감염관리실을 설치 운영 기준과 이를 허가해주는 허가권자는?

① 100병상, 시장·군수·구청장
② 200병상, 시·도지사
③ 30병상, 시·도지사
④ 300병상, 질병관리본부장
⑤ 300병상, 시·도지사

16 국민의 건강상태, 식품섭취, 식생활조사 등 국민의 영양에 관한 조사를 정기적으로 실시하는 자는?

① 시장·군수·구청장
② 질병관리본부장
③ 보건복지부장관
④ 산업관리공단
⑤ 국민건강관리공단 이사장

17 감염병환자등의 가족에게 예방접종을 받도록 조치할 수 있는 자는?

① 질병관리본부장
② 보건교육사
③ 간호사
④ 시장·군수·구청장
⑤ 보건환경연구원장

18 보건소의 관장업무에 해당되지 않는 것은?

① 응급의료사업
② 만성질환자 관리사업
③ 정신보건사업
④ 노인보건사업
⑤ 안과진료사업

19 담배에 관한 광고를 한 자에 대한 벌칙은?

① 3년 이하 징역 및 벌금 2천만원 이하
② 2년 이하 징역 및 벌금 1천만원 이하
③ 5년 이하 징역 및 벌금 2천만원 이하
④ 1년 이하 징역 및 벌금 1천만원 이하
⑤ 1년 이하 징역 및 벌금 3천만원 이하

20 보건소 조직기준을 정할 수 있는 자는?

가. 보건복지부장관 나. 행정안전부장관
다. 보건소장 라. 시·도지사
마. 시장·군수·구청장

① 가, 나
② 나, 다
③ 다, 라
④ 라, 마
⑤ 가, 나, 다, 라, 마

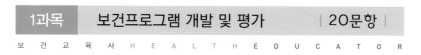

1과목　보건프로그램 개발 및 평가　| 20문항 |

보 건 교 육 사 H E A L T H E D U C A T O R

01 보건프로그램 개발을 추진할 경우 다음 표와 같이 6단계로 나누었을 때 5단계에 들어갈 내용은?

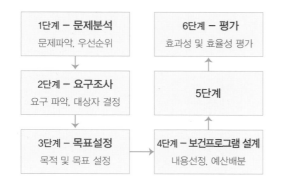

1단계 – 문제분석 문제파악, 우선순위	6단계 – 평가 효과성 및 효율성 평가
2단계 – 요구조사 요구 파악, 대상자 결정	5단계
3단계 – 목표설정 목적 및 목표 설정	4단계 – 보건프로그램 설계 내용선정, 예산배분

① 실행, 실행계획
② 설계 검토, 설계 확정
③ 홍보 계획, 효율적인 홍보
④ 과정 평가, 평가에 따른 실행 계획 재검토
⑤ 검증, 지금까지의 추진 사항 재검증

02 우리나라 보건기획의 대표적인 사례인 '지역보건의료계획'이 갖는 의미로 틀린 것은?

① 1964년 포괄적인 보건기획 프로그램이 마련되어 지역사회 보건 의료자원에 대한 평가를 시도하였고, 이후 지역의료보험 프로그램 등이 제정되었다.
② 1970년대 후반 건강보험의 도입으로 의료수요가 증가하여 한정된 의료자원을 효율적으로 공급하고 이를 분배하는 과정에서 보건기획의 중요성을 인식하게 되었다.
③ 1995년 보건소법이 지역보건법으로 개정되면서 광역 및 기초 자치단체장으로 하여금 4년마다 지역보건의료계획을 수립하고 자치단체 의회의 의결을 거쳐 보건복지부장관에게 제출토록 하였다.
④ 1995년 이후 지역보건의료계획의 수립으로 인해 과거 기획 과정이나 중장기 계획 없이 무질서하게 집행되어온 지역사회 보건정책이 체계적으로 정착되는 계기가 마련되었다.
⑤ 보건정책의 정착으로 인하여 중앙정부 주도의 보건행정에서 탈피하여 각 자치단체의 특성을 반영한 보건행정으로의 변화를 법적으로 제도화하게 되었다.

03 MAPP 모형의 설명으로 맞는 것은?

가. 미국에 의해 개발된 지역사회 건강증진을 위한 접근 방법이다.
나. 지역사회를 중심으로 구성된 지역보건체계가 총체적 체계사고를 통해 해당 지역사회의 보건현황을 파악한다.
다. 지역사회의 특성을 고려하여 공중보건을 향상하기 위한 전략적 기획으로는 인정을 받지 못하고 있다.
라. 보건 문제에 대응하는 역량 개발에 초점을 맞추고 있다.
마. MAPP 모형을 통한 지역사회 보건기획은 지역보건체계와 지역사회의 필수 보건서비스를 고려한 여러 영역에 대한 종합적 평가에 근거한 전략적 기획을 지향한다.

① 가, 나
② 나, 다
③ 나, 다, 라
④ 다, 라
⑤ 가, 나, 라, 마

04 미국 질병관리본부에서 지역보건요원의 보건사업기획 지침서로 개발한 PATCH에서 건강문제의 우선순위를 결정하는 기준으로 사용하고 있는 것은?

① 함축성과 변화, 신뢰성
② 중요성과 변화, 가능성
③ 우선순위의 변화, 가능성
④ 지역사회 보건요건의 충족, 믿음성
⑤ 보건사업기획, 지속성

05 다음은 어떤 모형에 대한 설명인가?

미국의 NACCHO와 CDC에 의해 개발된 지역사회 건강증진을 위한 접근 방법이다.

① PRECEDE−PROCEED모형
② 디그난과 카알(Dignan & Carr)모형
③ PATCH 모형
④ MATCH 모형
⑤ MAPP 모형

06 다음 중 자료 수집의 기본 원칙이 아닌 것은?

① 비교가 가능하도록 지료를 수집한다.
② 1차 자료를 최대한 활용한다.
③ 2차 자료를 최대한 활용한다.
④ 포괄적으로 자료를 수집한다.
⑤ 수집된 자료의 질을 평가한다.

07 다음은 보건프로그램의 성과를 위해 실제로 건강 펀드를 운용하여 호응을 얻고 있는 사례들이다. 이와 같은 보건프로그램에 적극적으로 참여할 수 있도록 유인을 제공할 때 고려해야 할 사항은?

- 어느 기업체에서는 직원들이 살을 뺄 경우, 수당을 주는 건강 펀드를 운용하여 직원들의 큰 호응을 얻고 있다.
- 한 전자업체는 자체내에서 금연펀드를 조성하고 캠페인을 벌이며 금연을 권장하여 금연에 성공한 직원에게 포상금을 지급하고 있다.

가. 대상자의 욕구를 충족시켜 줄 수 있는 유인을 제공해야 한다.
나. 펀드를 운용할 때는 반드시 한 가지 펀드만을 계획 운용해야 하며 한 펀드가 성공적으로 끝났을 때 또 다시 다른 펀드를 시도해야 한다.
다. 성과와 연결될 수 있는 표창 등, 적절한 보상이 뒤따라야 한다.
라. 보상 제공 시 공정성이 있어야 한다.
마. 노력에 따라 각기 다른 적절한 보상이 제공되어야 한다.

① 가, 나, 다, 라
② 가, 나, 다, 마
③ 가, 다, 라, 마
④ 나, 다, 라, 마
⑤ 가, 다, 라, 마

08 심층 면접의 단점으로 틀린 것은?

① 면접을 진행할 수 있는 숙련된 면접자의 역할이 매우 중요하다는 것이 가장 큰 문제점이다.
② 포커스 그룹 인커뷰와 비교하여 응답자의 상당히 깊은 내용까지 파악할 수가 없다.
③ 잘못 구성된 질문을 하거나 면접자의 영향을 받아서 응답의 결과가 바뀌게 되는 경우, 결과를 믿을 수 없게 된다.
④ 전문성을 가진 심리학자의도움을 있어야 심층 면접을 통하여 얻은 자료를 분석하고 해석할 수 있다.
⑤ 전문성을 가진 심리학자와 숙련된 면접자를 구하기 위하여 많은 비용이 든다.

09 대상자 결정모형에 해당되지 않는 집단은?

① 일반 집단
② 특수 집단
③ 위험 집단
④ 표적 집단
⑤ 클라이언트 집단

10 목표간의 갈등요인에 대한 설명으로 틀린 것은?

가. 목표를 추구하는 데 필요로 하는 자원이 한정되어 있다. 그러나 소요되는 자원의 형태, 질 그리고 소재지 등에 따라 갈등 정도가 달라진다.
나. 최소한의 산출 또는 만족스러운 정도의 산출을 얻는데 목표를 둔다면 다른 목표와의 갈등은 크게 벌어질 수 있다.
다. 목표가 산출의 확대와 공평한 자원을 동시에 추구하는 경우에 갈등이 생기기 쉽다.
라. 목표가 지향하는 성취 수준에 다라 갈등 정도가 달라진다.

① 가, 나
② 나, 다
③ 다, 라
④ 나
⑤ 다

11 보건프로그램의 우선순위를 적용하여 가장 우선적으로 선정하여 해결해야 할 과제는?

① 식수 오염의 심각성
② 높은 고혈압 질환의 유병률
③ 의료기관 이용자의 저조율
④ 독거노인에 대한 정신적 건강
⑤ 쓰레기 및 폐기물의 무분별한 처리 습관

12 참가자의 속성을 구분하는 방법으로 옳은 것을 모두 골라라.

> 가. 개체의 성질면(성별, 발달단계별 등)
> 나. 개체의 건강 상태면(현재의 질병상태 등)
> 다. 생활의 장과 공간적인 면(가족, 직업, 시민 등)
> 라. 보건프로그램 참가의 경험면(경험 유무, 참가 유무, 활동의 수준 등)

① 가, 나   ② 가, 다   ③ 가, 다, 라
④ 나, 다, 라   ⑤ 가, 나, 라

13 다음은 무엇에 대한 설명인가?

> • 보건프로그램의 목적, 주제, 방침 등 맥락 중시
> • 개인 및 집단에 있어서 중요도 검토
> • 내용의 긴급성 정도 판단
> • 참여대상자의 질 수준 고려
> • 새로운 지식, 기술, 정보의 습득과 관련되는 내용의 신선도

① 참가 대상의 구분   ② 활동 내용의 세분화
③ 활동 목적의 세분화   ④ 실행 주제의 세분화
⑤ 보건프로그램 목표 도달 방법

14 다음은 어떤 항목을 평가하기 위한 질문들인가?

> • 대상 지역에 보건프로그램을 실시하는 것이 실제 가능한가?
> • 보건프로그램을 중단할 경우 중단에 필요한 비용을 조달할 수 있는가?
> • 적절한 인력, 재원, 시설이 활용 가능한가?

① 지역사회 역량   ② 합법성
③ 효율성   ④ 수용성
⑤ 자원의 활용가능성

15 단기, 중기, 장기목표에 대한 내용에 대한 설명으로 틀린 것은?

> **단기목표**
>
> 정책에 대한 지지의 변화
> 지식, 태도, 믿음이 변화

> **중기목표**
>
> 서비스 이용의 변화 정도
> 행동의 변화

> **장기목표**
>
> 사망, 상병 등 건강상태의 변화
> 사회적 가치의 변화

① 보건프로그램 계획은 목표 달성에 필요한 시간에 따라 단기, 중기, 장기목표로 분류한다.
② 단기목표는 지속적이고 장기적인 변화를 야기하기 위해 필요한 단기적인 결과 변화에 대한 목표이다.
③ 단기목표는 보통 2~3개월부터 3년 이내에 달성할 수 있는 목표를 말한다.
④ 중기목표는 3~7년 사이의 기간 동안 달성하고자 하는 목표로 지역보건의료 계획에서 제시하는 4년간의 목표 역시 중기목표에 포함된다.
⑤ 장기목표는 달성에 10년 이상이 소요되며 보건프로그램의 최종목적을 달성하기 위해 필요한 변화를 의미한다.

16 다음은 평가지표 5개의 범주 중 어떤 평가 지표를 설명한 것인가?

> 몇 개의 대안 중에서 어느 실행방법이 주어진 여건 하에 가장 적합하느냐 하는 것과, 평가를 할 때 성공 또는 실패를 초래한 관련 요인들을 규명하는 지표이다.

① 업무량   ② 성과   ③ 충족도
④ 효율성   ⑤ 과정

17 평가의 정의를 '가'항과 '나'항에서 바르게 짝지어 놓은 것은?

[가]

A. Suchman   B. 미국공중보건협회
C. Smith and Glass   D. Thompson

[나]

a. 목적 설정, 목적 달성을 측정하는 평가기준의 설정, 성공정도 의 측정, 개선방안 제시 등의 4단계 과정
b. 가치가 부여된 목표나 목적을 달성하기 위하여 사전에 설계 된 과정으로 인하여 얻어진 결과들을 결정하는 것
c. 응용연구와 관리체계의 한 부분으로 보는 관점, 그리고 정치 적인 맥락으로 보는 관점
d. 좁은 의미의 평가의 정의는 평가의 대상을 사업의 목적달성 여부로 제한하는 것, 좀 더 넓은 의미의 정의는 사업의 목적 달성 여부에 사업의 활동 및 여부에 사업의 활동 및 과정을 고려하지 않고 결과와 관련된 활동의 투입에 대한 분석

① A와 a, B와 b
② A와 b, B와 a, C와 c, D와 d
③ B와 c, C와 d
④ B와 a, C와 d, D와 b
⑤ A와 a, B와 b

18 평가지표가 갖추어야 할 6가지 요건 중 다음의 5가지를 제외한 나머지 하나는?

가. 측정가능성   나. 개선가능성
다. 관리가능성   라. 상대적 중요성
마. 비교가능성

① 흡족성   ② 만족성   ③ 충분성
④ 적정성   ⑤ 적합성

19 다음은 경제성 평가에서 어떤 분석방법의 설명인가?

• 보건프로그램의 비용만 화폐가치로 표현하고 결과는 화폐가 치로 전환하지 않아도 된다.
• 주어진 결과를 달성하는 비용으로 표현한다.
• 주어진 목적을 달성하기 위한 비용이나 상이한 정도의 목적 달성을 위하여 요구되는 여러 가지 투입요소에 의해 보건프 로그램을 비교하고 순위를 설정 할 수 있다.

① 비용-효과 분석의 개념   ② 비용-효과분석의 특성
③ 비용-편익분석   ④ 비용의 효과
⑤ 비용-효과분석의 타당성

20 편익을 화폐단위로 측정하는 것은 인간의 생명에 대해서 적당한 화폐가치로 환산할 때만 가능하다. 인간의 생명을 화폐가치로 측 정하는 방법을 모두 골라라.

가. 인적자본 접근법   나. 비용의 접근법
다. 편익의 접근법   라. 지불용의 접근법
마. 비용-효과의 접근법

① 가, 나   ② 나, 다   ③ 다, 라
④ 가, 다   ⑤ 나, 라

2과목	보건학	30문항

보 건 교 육 사 H E A L T H E D U C A T O R

01 직업성 질환을 예방하기 위하여 작업운영 방법을 바꾸는 것을 무 엇이라고 하는가?

① 작업대체   ② 포위   ③ 물질대체
④ 공정대체   ⑤ 습식관리

02 국민건강증진종합계획 2020 목표는 무엇인가?

① 건강형평성 제고   ② 안정적인 경제수준
③ 보건교육의 평등화   ④ 식량공급개선
⑤ 보건의료서비스 확대

03 통계를 분석하는 방법에서 집중화 경향을 비교할 수 있는 변수는?

① 명목척도　　② 연속변수　　③ 이산변수
④ 서열척도　　⑤ 구간척도

04 유리탄소 및 타르 물질이 응결된 탄소입자의 집합체를 무엇이라고 하는가?

① 연무　　② 훈연　　③ 검댕
④ 분진　　⑤ 박무

05 발진티푸스와 쯔쯔가무시병 질병이 발생한 경우 원인이 되는 병원체로 맞는 것은?

① 리케차아　　② 세균　　③ 바이러스
④ 진균　　⑤ 기생충

06 물이 자연적으로 정화되는 것을 무엇이라고 하는가?

① 동화작용　　② 이화작용　　③ 자정작용
④ 상호작용　　⑤ 항산화작용

07 체내의 기능에 따른 구분된 영양소 중 열량소에 대한 내용으로 올바른 것은?

① 신체조직을 구성하는 물질을 공급한다.
② 단백질, 지방, 무기질이 해당된다.
③ 체내의 생리기능을 조절한다.
④ 단백질, 무기질, 비타민이 해당된다.
⑤ 탄수화물, 지방, 단백질이 해당된다.

08 학교에서 예방접종 지도를 위하여 협조를 요청할 수 있는 자는?

① 시·도지사
② 보건소장
③ 시장·군수·구청장
④ 교육부
⑤ 질병관리본부

09 위험에 노출된 단위 시간당 재해 발생을 보는 산업재해 통계지표는?

① 강도율　　② 도수율　　③ 건수율
④ 사망률　　⑤ 퇴직률

10 매개곤충인 진드기로 인하여 발생하는 감염병으로 올바른 것은?

| 가. 발진열 | 나. 황열 | 다. 유행성출혈열 |
| 라. 사상충증 | 마. 페스트 | |

① 가　　② 나　　③ 다
④ 라　　⑤ 마

11 사람이 느낄 수 있는 공기의 흐름이 0.5m/sec인 경우 무엇이라고 하는가?

① 불쾌지수　　② 쾌감대　　③ 감각온도
④ 불감기류　　⑤ 불쾌지수

12 고온환경에 장시간 노출되어 체온조절 기능의 생리적 장애를 일으키는 질환은 무엇인가?

① 참호족　　② 잠합병　　③ 열종증
④ 비중격 천공　　⑤ 레이노드증후군

13 조사대상의 특성을 숫자나 기호로 표시한 것을 무엇이라고 하는가?

① 모집단　　　　② 표본　　　　③ 변수
④ 척도　　　　⑤ 간격

14 잠복기가 매우 짧으며 사람의 손에 의하여 감염되는 식중독은?

① 살모넬라 식중독
② 비브리오 식중독
③ 포도상구균 식중독
④ 보툴리누스균 식중독
⑤ 병원성 대장균 식중독

15 사람의 감각을 기초로 한 감각온도의 기준은?

① 습도 100%, 무풍
② 18℃ 무풍
③ 65% 습도, 불감기류
④ 습도 100%, 불감기류
⑤ 20℃ 무풍

16 현물급여와 균등급여방식을 선택하는 우리나라의 사회보험은 무엇인가?

① 산재보험　　　　② 자동차보험　　　　③ 건강보험
④ 국민연금　　　　⑤ 고용보험

17 벼룩을 매개로 하여 전파되는 감염병은?

① 이질　　　　② 한센병　　　　③ 백일해
④ 발진열　　　　⑤ 파라티푸스

18 해양투기, 소각퇴비법, 소화법 등을 이용하여 하수 처리하는 방법은?

① 산화지법　　　　② 혐기성 처리법
③ 오니처리　　　　④ 활성오니법
⑤ 침전법

19 한 여성이 일생동안 낳은 여자 아이의 수를 구하는 통계지표는 무엇인가?

① 합계출산율　　　　② 총재생산율
③ 순재생산율　　　　④ 보통출생율
⑤ 일반출생율

20 학교환경위생 정화구역에서 상대정화구역의 기준은?

① 학교출입문에서 직선거리로 50m까지
② 학교출입문에서 직선거리로 100m까지
③ 학교출입문에서 직선거리로 200m까지
④ 학교출입문에서 직선거리로 30m까지
⑤ 학교출입문에서 직선거리로 40m까지

21 홍역이나 광견병 질병이 발생한 경우 원인이 되는 병원체는?

① 리케치아　　　　② 세균　　　　③ 바이러스
④ 진균　　　　⑤ 기생충

22 헤모글로빈과의 결합능력이 가장 우수한 것은?

① 산소　　　　② 질소　　　　③ 일산화탄소
④ 수소　　　　⑤ 탄산가스

23 생명표의 기본함수를 고르시오.

> 가. 사망수　　　나. 평균여명　　　다. 사망률
> 라. 출생율　　　마. 유병율

① 가, 나, 다
② 다, 라, 마
③ 나, 다, 라
④ 가, 다, 라, 마
⑤ 가, 나, 다, 라, 마

24 학교의사, 학교약사, 보건교사를 위촉할 수 있는 자는?

① 시·도지사
② 보건소장
③ 시장·군수·구청장
④ 교육부 장관
⑤ 학교장

25 소가 병원소인 경우 걸릴 수 있는 감염병은?

① 브루셀라증
② 유행성 뇌염
③ 톡소프라스마증
④ 쯔쯔가무시병
⑤ 유행성출혈열

26 영양소 중 1g당 9kcal를 소비하는 것은?

① 탄수화물
② 단백질
③ 지방
④ 무기질
⑤ 비타민

27 감염병에 대한 내용으로 맞는 것은?

① 만성감염병은 발생률이 높다.
② 만성감염병은 유병률이 낮다.
③ 급성감염병은 발생률이 낮다.
④ 급성감염병은 유병률이 낮다.
⑤ 급성감염병은 유병률과 관련이 없다.

28 고산병의 원인이 되는 것은?

① 산소
② 질소
③ 이산화탄소
④ 수소
⑤ 탄산가스

29 보건소장을 임명할 수 있는 자는 누구인가?

① 시·도지사
② 보건진료원
③ 보건복지부장관
④ 시장·군수·구청장
⑤ 보건교육사

30 개가 병원소인 경우 걸릴 수 있는 감염병은?

① 브루셀라증
② 유행성 뇌염
③ 톡소프라스마증
④ 쯔쯔가무시병
⑤ 유행성출혈열

3과목　　보건교육학　　| 40문항 |

보 건 교 육 사 H E A L T H E D U C A T O R

01 건강증진의 달성 3단계를 모두 고르시오.

> 가. 자각　　　나. 교육　　　다. 성장
> 라. 습관　　　마. 면역력

① 가, 나
② 나, 다
③ 다, 라
④ 라, 마
⑤ 가, 나, 다

02 보건교육 평가를 위한 신뢰성을 나타내는 척도는 무엇인가?

① Cronbach α
② 사회경제적 지표
③ 재검사법
④ 건강상태 지표
⑤ 보건정책 지표

03 동기화가 가장 높으며 주위집중에 유리하지만 비용과 시간적 소요가 큰 교육방법은?

① 교사주도형　　② 개인교수법　　③ 게임
④ 토의　　　　　⑤ 온라인 교육

04 건강증진의 중요한 원칙은 무엇인가?

① 자기효능감　　　　② 역량강화
③ 병감행동　　　　　④ 인지된 감수성
⑤ 자기반응

05 미국의 학교보건교육용어제정위원회에서 "보건교육은 개인 또는 집단의 건강에 관여하는 KAP가 변화하도록 영향을 주는 모든 경험의 총합이라고 하였다" 여기서 KAP가 의미하는 것은?

가. 활동	나. 지식	다. 요인
라. 태도	마. 행위	

① 가, 나, 다
② 나, 다, 라
③ 다, 라, 마
④ 가, 라, 마
⑤ 가, 나, 다, 라, 마

06 초점에서 벗어나기 쉬우며 적극적인 참여와 소극적인 참여의 양상을 보일 수 있는 교육방법은?

① 집단토의　　　　　② 또래교육
③ 강의　　　　　　　④ 현장실습
⑤ 역할극

07 교육대상자에게 강화나 보상을 이용하여 학습하는 이론은?

① 사회심리학적 관점
② 구성주위 관점
③ 행동주의 관점
④ 인지주의 관점
⑤ 치료적 관점

08 보건교육이 수행할 목표를 명세화한 것은 무엇인가?

① ABCD Rule　　　　② 사회연결망이론
③ 상호결정론　　　　④ 자각
⑤ 참여동기

09 세계보건기구의 건강증진학교를 위한 영역 구성이 올바른 것은?

가. 금연교육	나. 화재 시 대피대책
다. 안전한 음용수 제공	라. 언어적 폭력이나 폭행
마. 예방접종 및 신체검진	

① 가, 나, 다
② 나, 다, 라
③ 나, 다, 라, 마
④ 가, 나, 라, 마
⑤ 가, 나, 다, 라, 마

10 시청각 교육매체에 대한 내용이 올바른 것은?

① 미각과 후각을 제외한 감각의 전달력이 심화되어 학습효과가 높다.

② 대규모의 대상자들에게 전달이 가능하다.

③ 주위집중이 잘되어 학습효과가 높다.

④ 모형을 실물로 제작하여 이해하기 쉽고 활용할 수 있다.

⑤ 적은 비용으로 많은 양을 제작할 수 있다.

11 보건교육을 수행할 때 지역사회가 참여를 하면 좋은 점은?

① 사업담당자에게 지역사회에서 필요한 요구를 직접 전달할 수 있다.

② 주민이 직접 참여를 하면 사업계획에 성공가능성이 높아진다.

③ 주민참여를 통해 사업내용이 직접 전달되어 주민들의 혜택여부 파악은 불가능하다.

④ 지역사회가 참여를 하면 보건교육은 비형식적으로 되기 쉽다.

⑤ 지역사회가 참여를 하면 실질적인 최종결정권은 주민이 하게 되어 수행하기가 용이하다.

12 학교보건의 범위에 해당하는 것은?

① 위해요소 분석　　② 정신보건

③ 건강평가　　④ 가족계획

⑤ 인구학

13 산업장 보건교육의 중요성의 내용으로 틀린 것은?

① 장기적 연구가 가능하다.

② 비용이 절감된다.

③ 산업재해 발생에는 환경 요인의 영향이 크다.

④ 이직률이 감소한다.

⑤ 대상자의 참여율이 높다

14 사회인지이론에서 행동을 결정하는데 중심적인 역할을 하는 것은?

① 관찰학습　　② 수행경험　　③ 강화

④ 자기평가　　⑤ 자기반응

15 교수-학습과정의 주체에 따라 토론, 또래교육, 그룹프로젝트로 하는 교육방법은?

① 교수자 중심방법

② 상호작용적 방법

③ 개인적 방법

④ 경험적 방법

⑤ 학습자 주도형방법

16 건강증진의 영역인 일차예방은 질병의 발생률을 낮추는 효과를 가져온다. 다음 중 일차예방에 속하지 않는 것은?

① 조기발견　　② 예방접종

③ 감염성 질환 정기검사　　④ 적절한 주택 제공

⑤ 체중조절

17 어려운 상황에 대한 이해와 현장감을 높이는데 효과적이며 자기중심적 사고에서 벗어날 수 있는 교육방법은?

① 현장학습　　② 토의　　③ 또래교육

④ 개인교수법　　⑤ 역할극

18 보건교육 평가 중 형성평가에 대한 내용은?

① 효과적 학습지도를 위하여 초기 단계에서 학습자의 학습 준비도를 파악, 수업계획을 위한 정보를 얻기 위한 평가이다.

② 일련의 교수를 마친 후 실시하는 평가로 학습의 목표달성을 알아보고 교수법을 개선하는데 필요한 자료로 활용하는 것이다.

③ 학습자들이 잘 아는 경험에서부터 새로운 문제까지 참신도가 유지되는 평가이다.

④ 교수-학습활동을 전개하는 중에 학생에게 피드백의 효과를 주어 교사 자신의 교수질을 개선하는 도움을 주는 평가이다.

⑤ 적절한 난이도와 판별력을 평가하는 것이다.

19 PRECEDE-PROCEED 모형에 대한 내용으로 틀린 것은?

① 1단계 사회적 진단에서는 우선순위 인구집단을 대상으로 상황분석, 삶의 질 정의, 우선순위를 설정한다.

② 2단계 역학진단에서 유전, 행동, 환경요인을 포함하여 파악한다.

③ 3단계 생태학적 진단에서 강화요인은 건강행동을 결정하는 요인 중 개인이 가지고 있는 특성을 말한다.

④ 4단계 행정정책진단에서는 프로그램 실행 전 행정적 정책적 요인을 파악한다.

⑤ 5단계 실행단계에서는 가용자원이 있는 경우 개입전략을 선택해서 프로그램을 실행한다.

20 교육대상자 개인의 인지방법과 경험에 따라서 학습 정도가 결정된다는 학습이론은?

① 사회심리학적 관점 　　② 구성주위 관점

③ 행동주의 관점 　　④ 인지주의 관점

⑤ 치료적 관점

21 건강한 행동변화로 가는 단계로 진행되는 과정은 인지적 과정과 행동적 과정으로 구성된다고 Prochaska와 Diclemente는 주장하였다 행동적 과정에 대한 내용으로 구성된 것은?

가. 대치행동 형성	나. 지원관계형성	다. 강화관리
라. 자아해방	마. 자극조절	

① 가, 나, 다, 라　　② 나, 다, 라, 마

③ 가, 다, 라, 마　　④ 가, 라, 마

⑤ 가, 나, 다, 라, 마

22 다음 중 내용이 올바른 것은 무엇인가?

① 라론드 보고서에서는 보건정책의 필요성을 강조하였으며 건강을 위하여 의료의 의존도를 증가 시켜야 한다.고 하였다.

② 라벨과 콥은 질병의 자연사를 5단계로 구분하였다.

③ 질병예방과 건강보호 행동을 칼과 크락이 주장하였다.

④ 라론드보고서에서는 생활습관이 건강에 가장 많은 영향을 미친다고 하였다.

⑤ 환자역할 행동은 질병에 걸린 사람에 대한 역할을 바꾸어 행동해보는 것이다.

23 투입된 자원보다 성취하고자 하는 결과를 강조한 모형은?

① PRECEDE-PROCEED

② MATCH

③ MAPP

④ 건강신념 모형

⑤ 소비자 중심기획모형

24 건강증진에 대한 정의로 틀린 것은?

① 건강한 사람들이 자신들의 안녕을 유지 증진시킬 수 있도록 생활습관을 개발하는 활동이다.

② 건강에 유익한 행동을 유도하기 위한 보건교육이다.

③ 건강과 관련된 인적, 경제적, 환경적인 자원의 조합이다.

④ 개인이나 지역사회에 건강결정인자들의 통제를 증가시켜 스스로의 건강을 향상하는 과정이다.

⑤ 자신들의 건강관리 능력을 향상시켜 건강 개선하는 과정이다.

25 교육방법과 매체 선정 시 고려할 사항이 아닌 것은?

① 적합성　　　　② 정확성　　　　③ 명료성
④ 신속성　　　　⑤ 활용성

26 학교보건의 전문인력으로 구성된 것은?

> 가. 학교장이 위촉하는 의사　　나. 학생
> 다. 학교약사　　　　　　　　　라. 학부모
> 마. 보건소

① 가, 나, 다　　② 나, 다, 라　　③ 다, 라, 마
④ 가, 다, 마　　⑤ 나, 라, 마

27 교수-학습과정의 주체에 따라 역할극, 게임, 현장실습을 하는 교육방법은?

① 교수자 중심방법
② 상호작용적 방법
③ 개인적 방법
④ 경험적 방법
⑤ 학습자 주도형방법

28 산업장내 근로자의 보건문제 파악을 할 수 있는 자료는?

① 근로환경　　　② 근무시간　　　③ 복리후생
④ 건강검진자료　⑤ 근로자 수

29 보건교육 프로그램 목표를 위한 SMART 내용으로 틀린 것은?

① 사업의 성패를 확인할 수 있도록 평가 가능해야 한다.
② 해당사업 활동을 통해 반드시 목표는 성취 가능해야 한다.
③ 보건교육의 대상 및 내용이 현실적으로 관련되어야 한다.
④ 목표달성 기간이 제시되어야 한다.
⑤ 간단명료해야 한다.

30 범이론적 모형의 구성요소로 맞는 것은?

> 가. 인지된 감수성　　나. 변화단계　　　다. 변화과정
> 라. 의사결정균형　　　마. 자기효능감

① 가, 나, 다, 라　　　　② 나, 다, 라, 마
③ 가, 다, 라, 마　　　　④ 가, 라, 마
⑤ 가, 나, 다, 라, 마

31 근거 중심의 보건교육 활동을 위하여 보건교육사가 수행하는 업무에 대한 내용으로 틀린 것은?

① 건강문제를 체계화
② 건강문제에 대한 현황파악
③ 지역사회 주민의 의견반영
④ 보건교육활동 우선순위 결정
⑤ 보건교육 활동의 평가

32 차별성이 뛰어난 혁신적인 보건프로그램이 전파되어 채택되는 단계로 맞게 연결된 것은?

① 계획 전 단계 → 계획단계 → 준비단계 → 행동단계 → 유지단계
② 인식 → 관심 → 시도 → 결정 → 수용
③ 사회적 진단 → 역학적 진단 → 생태학적 진단 → 행정정책진단 → 실행
④ 행동에 대한 태도 → 주관적 규범 → 인지된 행동규제 → 행동에 대한 의향
⑤ 감수성 → 심각성 → 유익성 → 행동

33 교육대상자에게 과제를 부여한 후 피드백을 해야 교육의 장점을 살릴 수 있는 교육방법은?

① 현장학습　　　　　② 온라인교육
③ 온라인 교육　　　　④ 토의
⑤ 또래학습

34 전문보건교육사의 7대 책임 및 능력에 해당되는 것으로 구성된 것은?

> 가. 개인과 지역사회 요구사정   나. 보건교육 정보원의 활동
> 다. 보건교육을 위한 지원   라. 보건교육 정책 결정
> 마. 보건교육 자원 결정

① 가, 나, 다　　② 나, 다, 라　　③ 다, 라, 마
④ 가, 라, 마　　⑤ 가, 다, 마

35 학교보건교육사업을 수행하는 원칙으로 올바른 것은?

> 가. 학교 전체사업의 중요한 일부   나. 지역보건사업과의 연계
> 다. 지역사회 지도자들의 협력   라 적성검사 실시
> 마. 지역사회 주민의 건강유지

① 가, 나, 다　　② 나, 다, 라　　③ 다, 라, 마
④ 가, 라, 마　　⑤ 나, 라, 마

36 "보건교육 방식 중 교육대상자가 경험하는 것을 실생활에 적용할 수 있어야 한다"고 주장하는 원리는 무엇인가?

① 자발적 참여의 원리　　② 개별화의 원리
③ 체험의 원리　　④ 사회적용의 원리
⑤ 윤리원리

37 건강모형 중 전체론적 모형에 대한 설명으로 맞는 것은?

① 건강과 질병은 질병이 없는 사람이 건강한 상태이다.
② 건강과 질병은 병원. 인간, 환경의 요인이 평형을 이룰 때 건강을 유지한다.
③ 건강과 질병은 개인행동요인이 중요하다.
④ 건강과 질병은 연속선상에 있으며 치료의 목적은 질병을 제거하는 것 외에 건강증진과 자기건강관리 능력을 향상시키는 것이다.
⑤ 건강은 전체성과 평안을 얻기 위한 개인이 가진 잠재력이며 건강은 창조적인 생활을 영위하기 위한 개인의 이상적인 상태이다.

38 보건교육 대상자가 문제를 해석하고 해결해 나가는 과정을 통해서 학습이 이루어진다고 보는 학습이론은?

① 사회심리학적 관점
② 구성주위 관점
③ 행동주의 관점
④ 인지주의 관점
⑤ 치료적 관점

39 노인은 접근이 불가능하며 유지보수 비용이 지속적으로 발생할 수 있는 교육매체는?

① 유인물　　　　　② 게시판
③ 컴퓨터 활용매체　　④ 잡지
⑤ 라디오

40 WHO에서 정의한 건강개념 모형 중 신체적, 정신적. 사회적 안녕과 관련 있는 건강모형은?

① 생의학적 모형
② 사회·생태학적 모형
③ 전체론적 모형
④ 생태학적 모형
⑤ 안녕모형

4과목　　　**보건의료법규**　　　|20문항|

보 건 교 육 사 H E A L T H   E D U C A T O R

01 국민건강증진종합계획을 5년마다 수립하는 자는?

① 시장·군수·구청장　　② 심사평가연구원장
③ 보건복지부장관　　④ 시·도지사
⑤ 국민건강관리공단 이사장

02 한의사가 개설할수 있는 의료기관은?

| 가. 요양병원 | 나. 종합병원 | 다. 한의원 |
| 라. 병원 | 마. 의원 | |

① 가, 나
② 나, 다
③ 라, 마
④ 가, 다
⑤ 나, 라

03 고위험병원체 이동계획을 보건복지부장관에게 신고하지 않은 경우의 벌칙은?

① 3년 이하 징역 및 벌금 2천만원 이하
② 2년 이하 징역 및 벌금 2천만원 이하
③ 5년 이하 징역 및 벌금 2천만원 이하
④ 2년 이하 징역 및 벌금 1천만원 이하
⑤ 1년 이하 징역 및 벌금 3천만원 이하

04 건강검진을 실시한 이후 정당한 사유없이 검진결과를 공개한 자에 대한 벌칙은?

① 3년 이하 징역 및 벌금 2천만원 이하
② 2년 이하 징역 및 벌금 1천만원 이하
③ 5년 이하 징역 및 벌금 2천만원 이하
④ 1년 이하 징역 및 벌금 1천만원 이하
⑤ 1년 이하 징역 및 벌금 3천만원 이하

05 요양급여비용에 대한 이의신청기간은?

① 15일
② 30일
③ 40일
④ 60일
⑤ 90일

06 보건소의 설치 운영에 대하여 지도 감독이 가능한 자는?

① 시장·군수·구청장
② 시·도지사
③ 보건복지부장관
④ 보건사회연구원
⑤ 국민건강관리공단

07 격리소 또는 요양소 시설에 대한 설명으로 올바른 것은?

① 병원에 해당하는 시설을 갖춘 곳
② 종합병원에 해당하는 시설을 갖춘 곳
③ 한방병원에 해당하는 시설을 갖춘 곳
④ 간이진료시설을 갖춘 곳
⑤ 요양병원이 진료시설을 갖춘 곳

08 국민건강보험공단은 질병의 조기발견과 그에 따른 요양급여를 하기 위하여 건강검진을 실시한다. 건강검진에 대한 내용으로 틀린 것은?

① 일반건강검진, 암 검진, 영유아검진으로 구분하여 실시한다.
② 건강검진은 3년마다 1회 이상 실시 한다.
③ 지정된 건강검진기관에서 실시한다.
④ 일반건강검진 대상자는 직장가입자, 세대주인 지역가입자, 40세 이사의 지역가입자 등을 의미한다.
⑤ 사무직이 아닌 직장가입자는 1년에 1회 건강검진을 실시한다.

09 건강증진기본법의 목적은?

① 모든 국민이 수준 높은 의료혜택을 받을 수 있도록 국민의료에 필요한 사항을 규정한다.
② 국민의 질병, 부상에 대한 예방, 진단, 치료, 재활과 출산, 사망 및 건강증진에 대한 보험급여를 실시한다.
③ 지역보건의료기관의 설치, 운영 및 지역보건 의료사업의 연계성에 필요한 사항을 규정하여 보건행정을 합리적으로 조직. 운영한다.
④ 국가건강검진에 관한 국민의 권리. 의무와 책임을 정하고 기본적인 사항을 규정함으로써 국민의 보건 및 복지의 증진에 이바지한다.
⑤ 마약·향정신성 의약품의 오용 및 남용으로 인한 국민의 위해를 방지하고 국민의 보건향상에 이바지함을 목적으로 한다.

10 국민건강보험공단은 법인으로 설립되며 정관이 변경이 된 경우 인가해주는 자는?

① 질병관리본부장
② 국민건강보험공단 이사장
③ 보건복지부장관
④ 시장·군수·구청장
⑤ 보건환경연구원장

11 의료기관 폐쇄를 하는 경우로 맞는 것은?

① 의료기관개설자가 준수사항을 지키지 아니한 경우
② 개설신고 한 날로부터 3개월 이내에 그 업무를 시작하지 않은 경우
③ 각종 병원에 당직의료인을 두지 아니한 때
④ 외국인 환자를 유치하려는 자가 요건을 갖추어 보건복지부장관에게 등록하는 규정을 위반
⑤ 의료광고의 금지 등과 광고의 심의를 위반한 때

12 의료법 특례에 의하여 보건의료원이 속할 수 있는 의료기관은?

① 종합병원   ② 한방병원
③ 병원   ④ 전문병원
⑤ 의원

13 학교약사의 직무로 맞는 것은?

① 학교보건계획의 수립에 관한 자문
② 학생과 교직원의 건강진단과 건강평가
③ 학교에서 사용하는 의약품 및 독극물의 실험, 검사
④ 학생과 교직원의 건강상담
⑤ 학교보건관리에 관한 지도

14 보건소장을 감독 가능한 자는?

① 보건환경연구원
② 시·도지사
③ 시장·군수·구청장
④ 지역주민
⑤ 보건의료원장

15 국민건강보험료가 면제되는 자는?

① 도서 벽지에 거주하는 사람
② 무관후보생
③ 장애인
④ 국가유공자
⑤ 휴직자

16 의료기관의 장은 미숙아가 출생한 경우 누구에게 보고하는가?

① 시장·군수·구청장
② 질병관리본부
③ 산부인과 협회
④ 건강보험관리공단
⑤ 보건소

17 보건복지부장관은 담배 중 궐련 및 전자담배의 부담금을 징수할 수 있으며 제조자 등은 납부고지 기간 이내에 미납된 경우 며칠 이내의 기간을 정하여 납부토록 하는가?

① 15일   ② 30일   ③ 40일
④ 60일   ⑤ 90일

18 건강생활실천협의회를 구성하여야 하는 자는?

① 시장·군수·구청장
② 질병관리본부장
③ 보건복지부장관
④ 산업관리공단
⑤ 국민건강관리공단 이사장

19 보건소의 유사명칭을 사용한 경우의 벌칙은?

① 3천만원 이하의 벌금
② 2천만원 이하의 벌금
③ 1천만원 이하의 벌금
④ 5백만원 이하의 벌금
⑤ 3백만원 이하의 벌금

20 모자보건법에 따라 본인 또는 보호자가 임신이나 분만 사실신고서를 제출하는 곳은?

① 시장·군수·구청장
② 보건소
③ 건강보험관리공단
④ 심사평가원
⑤ 질병관리본부

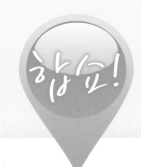

보건교육사 3급 HEALTH EDUCATOR

PART 2 정답 및 해설

Answers and explanations

1회 정답 및 해설 **77**

2회 정답 및 해설 **80**

3회 정답 및 해설 **83**

4회 정답 및 해설 **86**

5회 정답 및 해설 **89**

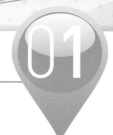

보건교육사 3급 HEALTH EDUCATOR

정답 및 해설
Answers and explanations

정답확인

1과목 보건프로그램 개발 및 평가

1	2	3	4	5	6	7	8	9	10
③	④	③	①	④	③	④	②	⑤	①
11	12	13	14	15	16	17	18	19	20
②	④	②	⑤	④	②	③	⑤	④	②

2과목 보건학

1	2	3	4	5	6	7	8	9	10
⑤	②	③	③	④	④	④	⑤	④	①
11	12	13	14	15	16	17	18	19	20
①	②	②	③	②	②	④	④	④	①
21	22	23	24	25	26	27	28	29	30
⑤	④	④	③	③	②	①	⑤	④	④

3과목 보건교육학

1	2	3	4	5	6	7	8	9	10
②	①	④	④	④	⑤	④	⑤	②	①
11	12	13	14	15	16	17	18	19	20
①	③	④	①	⑤	⑤	③	⑤	③	④
21	22	23	24	25	26	27	28	29	30
①	①	④	③	④	③	③	①	②	④
31	32	33	34	35	36	37	38	39	40
⑤	④	③	⑤	④	④	③	②	③	④

4과목 보건의료법규

1	2	3	4	5	6	7	8	9	10
③	④	④	②	④	②	⑤	④	②	①
11	12	13	14	15	16	17	18	19	20
②	②	③	③	④	⑤	①	④	④	③

1과목 보건프로그램 개발 및 평가 | 20문항 |

보 건 교 육 사 H E A L T H E D U C A T O R

01 하나의 보건프로그램이 종료되면 그 다음 보건프로그램이 시작되는 연결 형태로 바로 운영하는 것이 연속 보건프로그램이다.

02 구성 범위에 따른 유형별 보건프로그램으로는 단일 보건프로그램, 연속 보건프로그램, 통합 보건프로그램, 종합 보건프로그램 등이 있다.

03 8단계에서는 보건프로그램의 단기적인 결과가 아닌 장기적인 결과를 바라보며 건강과 삶의 질을 평가한다.

04 지역사회 분석, 지역사회 진단, 보건프로그램의 초점 확인, 대상자 분석, 보건프로그램 계획의 개발, 실행, 평가의 단계별로 진행하도록 되어 있다ㅏ.

05 환경변화가 조직에 긍정적인 경우는 기회적 요인이 되고, 부정적인 경우는 위협적 요인이 된다. 이렇게 파악된 기획요인과 위협요인의 각 항목을 정리하고, 조직에 미치는 영향정도에 따라 중요도를 평가하게 된다.

06 알맞은 요소의 항목으로는 A. 문제 크기, B. 심각성, C. 개입효과이다.

07 다. 건강문제의 파악은 요구도 사정 목적에 포함되지 않는다.

08 ② '면접 결과의 분석이 공통적이다'는 구조화 면접의 장점이다.

10 '가'항의 '수량화 작업이 용이한 것'이 아니라 수량화 작업이 어려운 것이 관찰법의 단점이다.

11 무엇을, 언제까지, 어디서, 누구에게, 얼마나 등이 5가지 내용에 포함된다.

12 정답은 정책에 대한 지지의 변화, 행동의 변화, 사회적 가치의 변화이다.

13 보건프로그램 실행에 필요한 효과적인 중재방법을 개발할 때에도 클라이언트의 요구를 반영하도록 해야 한다.

14 보건프로그램 내용의 선정기준에서 '사회성'은 포함되지 않는다.

15 보건프로그램 실행계획을 수립할 때 고려해야 할 여섯 가지 항목은 첫째, 누가 둘째, 언제 셋째, 어디서 넷째, 무엇을 다섯째, 왜? 여섯째, 어떻게이다. 여섯째, 어떻게에 해당되는 내용으로는 '보건프로그램의 구조화 절차', '예산과 인력의 준비', '홍보와 보건프로그램 수단' 등으로 되어 있다.

16 정답은 '메타평가'이며, 메타평가의 방식은 일반적인 평가의 기준 및 방식을 원용하여 특정 정책 및 보건프로그램의 성격에 맞춰 적용할 수도 있다.

17 '문제분석'은 과정지표에 해당하지 않는다.

18 보고서가 갖추어야 할 일반적인 사항으로는 '포괄성, 정확성, 명확성, 효율성' 등의 4가지 작성기준이 요구된다.

19 '검사'는 '시험'과 같이 측정을 위한 척도로 개인의 행동이나 수행을 평가하는데 사용된다. 그러므로 '시험'은 유사용어에 포함하지 않는다.

20 폐쇄형 질문은 질문에 대한 답변이 표준화되어 있어 응답자간의 비교, 분석이 쉬우며 응답항목을 일정하게 구성하여 선택하도록 되어 있다. 또한, 응답자의 명확한 선택을 위해 항목 간 중복이 없어야 한다. 질문이 모호한 경우에도 선택항목을 통해 질문의 의미를 전달할 수 있다.

2과목　　보건학　　|30문항|
보 건 교 육 사　H E A L T H　E D U C A T O R

02 조정은 일정한 목표를 향하여 조직구성원의 활동이나 기능이 조화를 이루도록 결합시키는 것이다.

05 저항력이 높으면 감수성이 낮고 저항력이 낮으면 감수성이 높다.

17 병원체 중 세균에 의하여 발생하는 질병에는 장티푸스, 디프테리아, 결핵, 폐렴, 콜레라 등이 있다.

18 ①, ②, ⑤: 3차예방서비스 ③:2차예방서비스

23 감염과 전염의 용어가 유사하게 사용되지만 전염병은 한 사람에게서 다른 사람으로 전파되는 감염병을 의미한다.

24 식중독은 급속히 집단적으로 발생하고 발생지역이 국한되어 있고 여름철에 많고 연령적으로 20대가 많으며 남자가 주로 많다.

29 기후의 3요소는 기온, 기습, 기류가 있다.

3과목　　보건교육학　　|40문항|
보 건 교 육 사　H E A L T H　E D U C A T O R

01 사회연결망이론은 사회적 관계를 노드와 타이로 설명하며 노드는 네트워크 안의 개인이며 타이는 개인들간의 관계로 사회적 자본을 파악할 때 사용한다.

02 행동주의 이론은 적절한 환경조성으로 학습자의 행동변화를 시키는 것으로 손다이크의 자극–반응 연합이론을 주장하였다.

03 1995년 9월 1일 국민건강증진법이 제정되었으며 2009년 보건교육전문가 양성 목적으로 국민건강증진법 내에서 보건교육사 제도가 신설되었으며 국민건강증진을 도모하기 위해서 보건복지부장관은 국민건강증진에 관한 기본시책을 수립, 시행한다.

07 성병이나 나병 등 공개적으로 대화나 교육하기 어려운 경우에는 개별접촉을 한다.

08 ①과 ③은 신체적 건강을 의미한다.
②와 ④은 정신적 건강을 의미한다.

09 교육방법과 매체 선정 시 고려할 사항을 효과성과 혼돈을 할 수 있지만 효율성은 효과성과 능률성을 합한 복합개념이다.

10 자기효능감은 특정한 상황에서 특정한 행동을 얼마나 잘 조직하고 수행할 수 있는가에 대한 주관적인 판단이다. 자기효능감을 발달시키는 것은 목표가 되는 행동을 성공적으로 수행하는 경험을 하는 것이다.

11 사회심리학적 관점은 학습자 중심의 협동학습이 우선적으로 고려되는 것이다.

13 ① 집단토의 단점. ② 현장경험의 단점. ③ 분과토의의 단점. ⑤ 역할극의 단점

15 신뢰성– 정보의 신뢰성이 크면 메시지에 대한 믿음이 증가한다.
호감성–호감이 가는 정보원일수록 믿음과 설득력이 증가한다.
권력– 권력있는 정보원일수록 믿음이 증가한다.

17 ① MATCH: 질병 또는 상해에 대한 행동,환경적 위험 또는 보호요인이 알려진 후 활동의 우선순위가 결정되는 모형]
② 귀인이론: 어떤 원인이 사건을 발생시킨다는 이론
④ 인지조화론: 사람은 자신이 가지고 있는 지식, 태도, 행동이 일관되어 서로 조화를 이루고 있는 상태를 선호한다는 이론
⑤ 합리적행동론: 인간은 기본적으로 합리적이며 자신이 이용할 수 있는 정보를 활용하여 행동을 결정하는 이론

19 ① PRECEDE–PROCEED: 보건교육, 건강증진프로그램의 기획 및 평가를 할 수 있는 모형
② MATCH: 질병 또는 상해에 대한 행동,환경적 위험 또는 보호요인이 알려진 후 활동의 우선순위가 결정되는 모형
④ 건강신념 모형: 건강행동을 실천하는 여부는 특정한 행동이 특정한 결과를 가져올 것이라는 인식과 특정한 결과에 부여한 개인의 주관적 가치에 의하여 결정된다는 이론
⑤ 소비자 중심기획모형: 건강증진을 위한 방법으로 마케팅 믹스 4P를 활용할 수 있는 건강증진 모형

21 1차 예방단계의 보건교육은 건강한 사람들을 대상으로 현재의 건강한 상태를 유지하고 증진하도록 한다.

22 전단지는 건강증진을 위한 교육적 접근 방식이고 캠페인과 영상전시물은 행동변화를 위한 접근방법이다. 지역사회 개발은 사회적 변화의 접근 방식이다.

24 ② 건강신념 모형: 건강행동을 실천하는 여부는 특정한 행동이 특정한 결과를 가져올 것이라는 인식과 특정한 결과에 부여한 개인의 주관적 가치에 의하여 결정된다는 이론
③ 합리적행동론: 인간은 기본적으로 합리적이며 자신이 이용할 수 있는 정보를 활용하여 행동을 결정하는 이론
④ 귀인이론: 어떤 원인이 사건을 발생시킨다는 이론
⑤ 범이론적 모형: 개인이 건강행동을 시작하고 유지하는 것에 대한 행동변화의 원칙과 과정을 설명하는 통합적인 모형

25 보건의료법 제 10조에 건강권이 명시되어 있다.

27 전 지역사회 주민의 보건수준 향상에 기여한다.

30 ① 던의 모형
③ 건강행동과 관련하여 연구한 칼과 콥이 제시
④ 건강증진의 정의를 한 너트빔이 주장
⑤ 건강행동 변화를 위한 개인수준의 행동이론을 피쉬비인에 의하여 제시된 이론이다.

31 혁신전파과정에는 상대적 유용성, 적절성, 복잡성, 시도가능성, 관찰가능성이 있다.

32 ① PRECEDE–PROCEED: 보건교육, 건강증진프로그램의 기획 및 평가를 할 수 있는 모형
③ MAPP: 도시나 지역수준의 보건부서에서 활용하는 건강증진 모형
④ 건강신념 모형: 건강행동을 실천하는 여부는 특정한 행동이 특정한 결과를 가져올 것이라는 인식과 특정한 결과에 부여한 개인의 주관적 가치에 의하여 결정된다는 이론
⑤ 소비자 중심기획모형: 건강증진을 위한 방법으로 마케팅 믹스 4P를 활용할 수 있는 건강증진 모형

33 ① 생의학적 모형, ② 생태적 모형, ④ 전체론적 모형, ⑤ 안녕모형

34 인지주의는 인간이 문제해결을 위한 정보를 적극적으로 탐색하고 이미 알고 있는 내용을 재배열하고 재구성하여 새로운 학습을 성취한다.는 이론으로 모방은 하나의 학습방법으로 학습자가 매력있어 보이고 가치있게 여겨지는 모델을 따라함으로써 학습이 이루어진다.

37 개별화의 원리는 교육대상자의 개인적 특성이 수업활동에 고려되어야 한다는 이론이다.

4과목	보건의료법규	20문항

보 건 교 육 사 H E A L T H E D U C A T O R

02 ① 의료법의 목적
② 국민건강보험법
③ 지역보건법의 목적

06 모자보건요원이란 의사 · 조산사 · 간호사의 면허를 받은 사람 또는 간호조무사의 자격을 인정받은 사람으로서 모자보건사업 및 가족계획사업에 종사하는 사람을 말한다.

08 ① 신의료기술평가위원회(위원회)는 위원장 1명을 포함하여 20명 이내의 위원으로 구성한다.
② 보건복지부장관은 신의료기술평가에 관한 사항을 심의하기 위하여 보건복지부에 신의료기술평가위원회(위원회)를 둔다.

12 질병관리본부장에게 통보해야 하는 감염병으로는 탄저, 고병원성조류인플루엔자, 광견병이 있다.

14 모자보건요원이란 의사 · 조산사 · 간호사의 면허를 받은 사람 또는 간호조무사의 자격을 인정받은 사람으로서 모자보건사업 및 가족계획사업에 종사하는 사람을 말한다.

15 보건지소장으로는 전문직공무원 또는 지방의무직으로 임명한다.

16 속임수나 부당한 방법으로 요양급여비용을 부담하게 한 경우에는 1년 이내 업무정지를 명할 수 있다.

20 ① 18학급 이상의 초등학교에는 보건교사 1명, 학교약사 1명, 학교의사 1명을 둔다.
② 9학급 이상인 중고등학교에는 보건교사 1명, 학교약사 1명, 학교의사 1명을 둔다.
④ 유치원 및 특수학교에는 학교의사, 학교약사와 보건교사를 둔다.
⑤ 9학급 미만의 중고등학교에는 학교약사 또는 학교의사 중 1명과 보건교사 1명을 둔다.

정답확인

1과목 보건프로그램 개발 및 평가

1	2	3	4	5	6	7	8	9	10
⑤	⑤	⑤	④	⑤	②	③	④	④	①
11	12	13	14	15	16	17	18	19	20
③	③	⑤	③	③	④	⑤	④	⑤	③

2과목 보건학

1	2	3	4	5	6	7	8	9	10
②	②	②	④	③	②	④	③	⑤	⑤
11	12	13	14	15	16	17	18	19	20
④	①	⑤	①	④	③	⑤	④	①	①
21	22	23	24	25	26	27	28	29	30
①	⑤	③	②	⑤	②	①	①	③	⑤

3과목 보건교육학

1	2	3	4	5	6	7	8	9	10
①	②	④	①	②	④	①	②	③	④
11	12	13	14	15	16	17	18	19	20
④	③	④	③	①	④	③	③	③	④
21	22	23	24	25	26	27	28	29	30
⑤	①	⑤	③	④	⑤	⑤	④	③	⑤
31	32	33	34	35	36	37	38	39	40
①	④	①	④	①	①	⑤	⑤	①	④

4과목 보건의료법규

1	2	3	4	5	6	7	8	9	10
②	③	①	②	③	①	③	③	④	②
11	12	13	14	15	16	17	18	19	20
⑤	①	③	④	③	③	⑤	④	②	②

1과목 보건프로그램 개발 및 평가 │20문항│

보 건 교 육 사 H E A L T H E D U C A T O R

01 전체 현황을 파악하지 않고 일부의 자료만 수집하여 전체의 우선순위를 결정해서는 안 된다.

02 8단계에서는 결과평가를 하도록 되어 있다.

04 미시환경의 요인: 공급자, 경쟁기관, 대체기관, 이해관계자, 기타 압력단체 등

05 가, 나, 다, 라 모두가 전략방법에 따른 내용으로 알맞게 서술된 항목들이다.

06 BPRS 보건프로그램의 공식
A: 문제의 크기, B: 문제의 심각성, C ; 사업의 개입효과

07 PEARL검사란 적절성(propriety), 경제성(economice), 수용성(acceptabili쇼), 자원(resources), 합법성(legality) 등의 다섯 가지 영어의 머릿글자를 따서 우선순위를 결정하고 있다.

08 표출된 요구를 밝히는데 활용되는 것이 사례 조사법이다.

09 면접법의 조사 유형으로는 개별 면접 조사, 집단 면접 조사, 전화 조사, 인터넷 조사 등의 4가지 유형이 있다.

10 연구수준의 신뢰도는 0.8, 임상적 결정을 위한 신뢰수준은 0.8 이상으로 알려져 있는 것이 일반적인 상식이다.

11 알파계수는 현재 이분법과 함께 내적 일관성에 의해 신뢰도를 추정하는 방법으로 현재 가장 널리 쓰이고 있는 측정기법 중의 하나이다.

12 위와 같은 질문에 답하기 위해서는 여러 가지 대안을 설정하여 이러한 대안과 현재의 프로그램을 비교해야 한다.

13 목표는 넓은 목표와 좁은 목표로 나눌 수 있다. 넓은 목표를 목적이라 하며, 문제 해결의 목적지를 가리킨다. 또한 목적은 가고자 하는 방향에 따라 이루고자 하는 달성 내용을 의미한다.

14 보건프로그램 설계는 단지 자금을 조성하고 예산을 책정할 때만 꺼내 보는 문서가 아니라 보건프로그램을 진행하면서 계속해서 사용하는 상시적인 문서로 간주되어야 한다.

15 우선순위에 의한 선정방법 순서를 순서대로 나열한 것이다.

17 우선순위를 결정할 때 보건프로그램에서 일반적으로 사용되는 기준은 PEARL과 CLEAR 등이 있다.

18 '가정방문'과 '구두 홍보'는 보건프로그램 마케팅 방법에 해당하지 않는다.

19 논리모형의 구성요소는 '현황, 투입, 활동, 산출, 결과'의 순으로 구성되어 있다.

20 유인에 대한 프로그램이다. 1번은 불이익에 해당하므로 틀리다. 물질적으로 포상을 제공하거나, 대상자에 맞춰 개별적으로 맞춤형 프로그램을 제공하면 더욱 효과적인 방법이 될 수 있다. 단기간에 얻을 수 있는 이득을 추가적으로 제공하는 것은 행동변화를 촉진할 수 있어 필요하다.

2과목	보건학		30문항

보 건 교 육 사 H E A L T H E D U C A T O R

01 ① 코흐-결핵균, 콜레라균, 탄저균 발견
③ 파스퇴르-미생물
④ 라마니찌-직업병
⑤ 제너-우두

02 ① 기술역학: 인간집단에서 발생하는 질병에 대해 발생에서 종결까지 자연사를 기술
③ 실험역학: 대상요인을 인위적으로 투여하여 그 영향을 측정하는 것
④ 이론역학: 질병발생양상에 관한 모형을 설정하고 실제로 나타난 결과와 수식화된 이들을 분석하여 타당성을 검증하는 역학
⑤ 분석역학: 기술역학의 결정인자를 근거로 질병발생요인에 대하여 가설을 설정하고 실제로 얻은 관측자료를 분석하여 해답을 찾는다.

08 체질검사는 학교의사가 실시하며 학교의사가 학교에 없는 경우에는 공중보건의 및 임시위촉 의사가 실시한다.

10 ① 감염병의 병원체는 인체 내에서 증식하고 식중독은 음식물에서 증식한다.
② 식중독은 감염병보다 잠복기간이 짧고 면역이 잘 형성되지 않는다.
④ 감염병은 섭취량이 극소량이어도 발병되지만 식중독은 대량 섭취로 발생한다.

11 대륙성 기후는 연교차가 해양에 비하여 매우 크며 겨울에는 고기압이 발달하고 여름에는 기압이 낮아서 비가 많이 내린다.

12 ③ 오니처리: 해양투기, 소각퇴비법 소화법을 이용하여 하수처리하는 법
④ 활성오니법: 용존산소 농도조절도 하수처리하는 방법

15 ① 연합: 모든 사람들이 건강을 위한 발전을 계속할 수 있도록 건강에 영향을 미치는 관련 전문가들이 협조하는 것
② 자기효능감: 직면한 상황에서 필요한 행동을 성공적으로 수행할 수 있다는 개인의 신념
③ 강화: 행동을 결정하는데 중심적인 역할을 하며 현재 행동의 결과가 이후 행동수행의 가능성과 빈도에 영향을 미친다는 이론

18 말라리아는 모기가 인체내에서 무성생식을 하고 모기체 내에서 유성생식을 하기 때문에 모기가 종말숙주이고 인간은 중간숙주가 된다.

20 ② 패널토의: 토의할 문제에 대하여 지식을 가진 소수대표자들이 청중 앞에서 그룹토의를 하는 것
③ 분단토의: 참가자가 많은 경우 여러 개의 분단으로 나누어 토의 후 전체 회의에서 통합하는 법
④ 세미나: 주제에 대해 몇 명의 전문가가 새로운 사실 또는 내용을 발표하고 발표된 내용을 전체 참가자가 토론하는 방법

21 ② 지구온난화에 대한 설명, ③ 오존에 대한 설명, ④ 쾌감대에 대한 설명

23 산악기후는 고산지방의 기후이다

25 만성질환은 질병이 발생하기 전 사람과 환경적인 요인이 서로 접촉하고 반응하는 상당한 기간을 필요로 한다.

3과목	보건교육학		40문항

보 건 교 육 사 H E A L T H E D U C A T O R

01 ② Mayhew Derryberry의 주장
③ 미국의 학교보건교육용어제정위원회의 주장
④ Griffiths의 주장
⑤ Simonds의 주장

02 ① 생의학적 모형
③ 사회 · 생태적 모형
④ 전체론적 모형
⑤ 안녕모형

10 ① 예방접종 등은 의학적 접근으로 의학적 접근은 1차, 2차, 3차 예방의 세가지 수준으로 기술된다. ② 전단지는 건강증진을 위한 교육적 접근 방식이고 ③, ⑤ 캠페인과 영상전시물은 행동변화를 위한 접근방법이다.

12 보건교육의 목적은 건강증진이다. 질병의 예방 및 치료와 관련된 지식중심은 기존의 보건교육에서 이루어졌으며 건강증진시대로 되면서 보건교육은 건강과 질병예방정보 등을 중요시 한다.

13 ① 강화: 행동을 결정하는데 중심적인 역활을 하며 현재 행동의 결과가 이후 행동수행의 가능성과 빈도에 영향을 미친다는 이론

17 ① MATCH: 질병 또는 상해에 대한 행동, 환경적 위험 또는 보호요인이 알려진 후 활동의 우선순위가 결정되는 모형
② 귀인이론: 어떤 원인이 사건을 발생시킨다는 이론
④ 인지조화론: 사람은 자신이 가지고 있는 지식, 태도, 행동이 일관되어 서로 조화를 이루고 있는 상태를 선호한다는 이론
⑤ 합리적행동론: 인간은 기본적으로 합리적이며 자신이 이용할 수 있는 정보를 활용하여 행동을 결정하는 이론

19 행동주의 관점은 수업활동 중 학습이 잘 이루어지도록 계획하고 계속적인 상과 벌이 교육대상자에게 주어져야 한다는 이론이다.

22 상호결정론은 개인, 행동, 환경이 끊임없이 작용을 한다는 이론이다.

23 건강에 영향을 미치는 요인으로 환경, 생활습관, 보건의료체계를 브롬과 라론드는 제시하였다.

25 인구증가율은 사회/경제적 지표이며 예방접종율은 일차보건의료영역 지표이다.

26 ① 인지조화론: 사람은 자신이 가지고 있는 지식, 태도, 행동이 일관되어 서로 조화를 이루고 있는 상태를 선호한다는 이론
② 건강신념 모형: 건강행동을 실천하는 여부는 특정한 행동이 특정한 결과를 가져올 것이라는 인식과 특정한 결과에 부여한 개인의 주관적 가치에 의하여 결정된다는 이론
③ 합리적행동론: 인간은 기본적으로 합리적이며 자신이 이용할 수 있는 정보를 활용하여 행동을 결정하는 이론
④ 귀인이론: 어떤 원인이 사건을 발생시킨다는 이론

28 가, 나- 인지주의 이론, 다- 인본주의 이론

30 체험의 원리는 학습자가 스스로 경험하고 의견을 발표할 때 가장 오래 기억된다는 원리이다.

34 게임은 흥미와 경쟁적인 요소를 결합한 교육방법으로 동기유발이 잘되며 제한된 지식이나정보를 반복적으로 암기하는데 효과적이다

38 특정 건강문제에 대한 관심과 주위가 필요할 때는 대중접촉의 방법으로 사용한다.

39 교육대상자의 보건문제를 진단하고 관련된 교육 및 환경적 요구도를 파악하는 단계를 지역사회 보건교육 장별로 이루어진 경우 지역사회 진단이라고 한다.

4과목	보건의료법규	20문항

보 건 교 육 사 H E A L T H E D U C A T O R

04 퇴직금, 번역료, 원고료, 현상금은 보수에 포함되지 않는다.

05 ① 보건복지부장관은 시·도지사로 하여금 건강검진을 실시하도록 할 수 있다.
② 검진기관의 인력. 시설 및 장비 등 검진기관 지정기준 및 절차는 보건복지부령으로 한다.
④ 건강검진 사후관리에 관한 사항은 보건복지부장관이 정한다.
⑤ 국가건강검진의 진찰, 상담 침 검사에 사용되는 비용에 대한 사항은 보건복지부령으로 한다.

09 건강검진의 조사·연구의 사업을 수행하기 위한 건강검진에 관한 사항
1) 성·연령별 건강검진 지침 개발
2) 건강검진의 질 관리 및 평가
3) 건강검진 사후관리
4) 건강검진의 경제성 및 장기효과 평가
5) 건강검진의 홍보
6) 건강검진에 관한 교육 및 상담
7) 그 밖에 건강검진 수행에 필요한 사항

10 제5군감염병은 보건환경연구원, 보건소, 제5군감염병에 관한 연구 및 학술발표 등을 목적으로 결성된 학회나 비영리법인에서 표본감시기관으로 가능하다.

12 지역보건법에 의한 보건복지부장관의 권한의 위임은 시·도지사 또는 시장·군수·구청장에게 할 수 있다.

15 지역보건의료심의위원회 위원 임명을 시·도지사 또는 시장·군수·구청장이 임명한다.

17 의료기관의 병상수급에 관한 사항은 시·도지사에서 하는 지역보건의료계획사업에 포함된다.

정답확인

1과목 보건프로그램 개발 및 평가

1	2	3	4	5	6	7	8	9	10
⑤	⑤	③	①	⑤	④	②	③	①	④
11	12	13	14	15	16	17	18	19	20
⑤	②	③	⑤	⑤	⑤	②	④	①	③

2과목 보건학

1	2	3	4	5	6	7	8	9	10
③	①	⑤	①	⑤	③	②	③	②	②
11	12	13	14	15	16	17	18	19	20
③	②	③	②	②	③	①	①	②	④
21	22	23	24	25	26	27	28	29	30
⑤	④	④	①	①	⑤	⑤	④	④	⑤

3과목 보건교육학

1	2	3	4	5	6	7	8	9	10
③	⑤	③	③	④	⑤	⑤	②	③	③
11	12	13	14	15	16	17	18	19	20
③	⑤	①	①	④	④	②	①	②	②
21	22	23	24	25	26	27	28	29	30
②	①	③	④	③	①	①	⑤	③	③
31	32	33	34	35	36	37	38	39	40
①	⑤	⑤	④	②	①	①	⑤	③	③

4과목 보건의료법규

1	2	3	4	5	6	7	8	9	10
②	③	③	①	③	③	③	⑤	②	④
11	12	13	14	15	16	17	18	19	20
④	①	④	④	④	④	①	②	⑤	②

1과목 보건프로그램 개발 및 평가 | 20문항 |

보 건 교 육 사 H E A L T H E D U C A T O R

01 '정책 수준 보건프로그램'은 국가 단위에서 주로 시행되기 때문에 국가 수준이라고 도 하는데 법적, 규제적 정책은 국가 전체 수준에서 건강의 구조를 만드는 것이다.

02 '비용중요'에 해당되는 목적중심 과정으로는 '변화시킬 수 있는 방법 모색'이다.

03 PATCH 모형은 미국의 질병관리센터가 개발한 것으로 지역사회 단위에서 보건프로그램을 위한 실무팀을 구성하고 이들이 지역의 자료수집과 활용, 건강문제의 우선 순위 설정, 중재계획, 효과 평가 등을 할 수 있도록 돕는다. 또한 PATCH 모형은 지역사회 건강문제의 우선순위를 확인하는 데 사용될 수 있고, 우선 순위가 결정된 건강문제의 목표설정에도 사용될 수가 있다. 노인인구 등 특정인구 집단의 건강요구 측정 등에도 활용할 수 있는 과정이 바로 PATCH 모형이다.

04 SWOT는 조직의 환경분석에 필요한 강점(strength), 약점(weakness), 기회(opportunity), 위협(threat)이라고 하는 4가지 요인들의 영문 머리글자를 따서 붙인 이름이다.

05 PATCH의 우선순위 결정 기준은 문제의 크기, 문제의 심각도, 보건프로그램의 기술적 해결 가능성 등이다.

06 NIBP에서 우선순위를 평가하는 두 가지 기준은 건강문제의 크기와 해결을 위한 방법의 효과이다.

07 '라'항은 질적자료의 특성에 대해 설명한 것이다.

08 응답률을 한층 더 높일 수 있는 것은 '자기기입법의 장점'이다.

09 개별 면접 조사는 우편 조사보다 응답률이 높으며, 조사원에 의한 편의가 응답에 반영될 수도 있다.

10 ④ Relevant: 목적 및 문제해결과 직접적으로 관련성이 있어야 한다.

11 MAPP 모형을 적용한 대표적 사례로 MAPP 모형은 지역사회를 중심으로 구성된 지역보건체계가 총체적 체계사고를 통해 해당 지역사회의 보건현황을 파악하고 보건문제에 대응하는 역량 개발에 초점을 맞추고 있다.

13 ③ 이미 알고 있는 것으로부터 모르는 것으로의 순서로 조직해 나가는 것

14 활동내용을 실시방법 및 장비 등과 관련시켜 설정하고 편성하는 과정일 뿐, 그것으로 최종작업이 될 수는 없다.

15 전화조사는 조사대상자가 바쁘다는 이유 등으로 조사 도중에 전화를 갑자기 쉽게 끊을 수도 있다는 단점을 가지고 있다.

16 가장 많이 사용되는 유사용어 중 '시험'은 포함되지 않는다.

19 평과과정은 일반적으로 4단계로 구분하고 있다. ④, ⑤는 4단계 구분으로 맞지 않는 항목이다.

20 주관식 개방형 질문은 응답자의 의견, 태도, 동기보다 정확한 응답을 얻을 수 있는 장점을 가지고 있다.

2과목 보건학 | 30문항 |

04 렙토스피라증은 감염된 들쥐의 배설물을 통하여 배출되고 논과 밭에서 증식되어 사람의 피부상처를 통하여 감염된다

06 공중보건학과 예방의학은 그 추구하는 목적은 같으나, 대상이 다르다. 공중보건학의 대상은 전체 인구집단 즉 지역사회이며, 예방의학은 개인이다.

08 ① ②:국민보건서비스 방식, ④, ⑤: 국민건강보험 방식

09 ① 전체 인구 중 노인인구 비율이 7% 이상이면 고령화사회, 14% 이상이면 고령사회이다.
③ 현재 우리사회는 아직 고령화사회이다.
④ 합계출산율이 2.1이 되어야 인구수가 유지된다.
⑤ 노년부양비는 생산연령인구에 대한 노인인구의 비를 말한다.

13 • 생의학적 모형: 건강과 질병은 질병이 없는 사람이 건강하다는 모형
• 생태학적 모형: 건강과 질병은 병원, 인간, 환경이 평형을 이룰 때 건강하다는 모형
• 전체론적 모형은 건강과 질병을 이분법적으로 파악하지 않고 건강과 질병의 강도에 따라 연속선상에 있는 것으로 파악하였다
• 사회 · 생태학적 모형: 질병에 대한 감수성, 인구밀도와 사회적 관습 및 건강한 생활습관에 의해 건강이 결정된다는 모형

20 ① 기술연구: 건강문제의 발생, 분포에 대해 사람, 장소, 시간의 특성별로 기술한다.
② 단면연구: 특정건강문제의 유무와 건강문제의 원인으로 의심되는 위험요인을 동시에 조사한 연구
③ 환자-대조군 연구: 건강문제가 있는 사람과 없는 사람을 확인 후 과거 특정 위험요인에 어느 정도 폭로되었는지 조사하며 위험요인이 건강문제에 원인이 되었는지 파악한다.
④ 코흐트 연구: 건강한 사람들이 특정위험요인에 폭로 또는 비폭로 그룹으로 나누어 추적관리를 한다.

21 ① 마시는 물 속에 불소가 어느 정도 함유되어 있어야 치아우식증 예방에 도움이 된다. 너무 지나치게 많을 경우에는 반상치의 원인이 된다.
② 대장균 자체는 병원성이 없고, 분변 속 다른 병원성세균에 오염되었을 가능성을 암시하는 간접지표이다.
③ 수질기준항목은 크게 다섯가지이다.
④ COD는 호기성분해와 관련된다. 물 속에 들어있는 오염물질을 과망간산칼륨 등의 산화제를 이용하여 깨끗한 물로 만드는데 필요한 산소의 양을 의미한다.

22 수인성 전염병은 집단적으로 발생하며 잠복기가 길고 치사율 및 감염율은 낮으며 감염속도가 빨라서 발생지역이 넓게 분포한다.

28 ① 심포지움: 정해진 문제에 대하여 2~5명의 전문가 의견을 발표하고 사회자가 발표된 내용으로 청중을 공개 토론에 참여시키는 방법
② 패널토의: 토의할 문제에 대하여 지식을 가진 소수대표자들이 청중 앞에서 그룹토의를 하는 것
③ 분단토의: 참가자가 많은 경우 여러 개의 분단으로 나누어 토의 후 전체 회의에서 통합하는 방법
④ 세미나: 주제에 대해 몇 명의 전문가가 새로운 사실 또는 내용을 발표하고 발표된 내용을 전체 참가자가 토론하는 방법

3과목 보건교육학 | 40문항 |

01 라론드 보고서는 1974년 캐나다에서 발표되었으며 건강상태를 결정하는 기본 틀을 제공하였다.

04 ① 생의학적 모형: 건강과 질병은 질병이 없는 사람이 건강하다는 모형
② 사회 · 생태학적 모형: 질병에 대한 감수성, 인구밀도와 사회적 관습 및 건강한 생활습관에 의해 건강이 결정된다는 모형
④ 생태학적 모형: 건강과 질병은 병원, 인간, 환경이 평형을 이룰 때 건강하다는 모형
⑤ 안녕모형: 건강은 전체성과 평안을 얻기위한 개인이 가진 잠재력이며 건강은 창조적인 생활을 영위하기 위한 개인의 이상적인 상태이다.

05 생활습관은 개인행동요인에 속한다

06 보건교육사의 역할은 생활터별, 생애주기 별로 나눌 수 있는데 지역사회에서는 지역사회 주민의 건강매니저 역할을 하게 된다.

11 보건교육사의 역할은 생활터 별, 생애주기 별로 나눌 수 있는데 학교에서는 학생들의 잘못된 건강생활습관에 대한 상담과 보건교과목을 상의하고 산업장에서는 근로자들을 대상으로 건강-위험 선별평가를 실시하여 건강행동과 관련된 상담 및 교육을 실시한다

13 옹호는 세계보건기구에서 건강증진 활동가들이 건강증진 기본 접근전략으로 제시된 것이다.

15 전체론적 모형을 제시한 학자는 Blum과 Lalond가 있다.

16 ① 질병의 치료를 충분히 하는 단계는 2차예방단계이다.
② 질병의 유병율 감소를 가져오는 단계는 2차예방단계이다.
③ 건강에 이로운 영양프로그램 제공 및 감염성 질환에 대한 정기적 검사는 1차단계이다.
⑤ 만성퇴행성질환은 1차예방 단계에서 중점을 두어야 한다

17 사회 · 생태학적 모형의 기본요인으로는 인간요인, 외부환경요인, 개인환경요인으로 구성되며 인간요인의 내용에는 질병에 대한 감수성이 포함되며 외부환경요인으로 인구밀도와 사회적 관습, 개인행동요인으로 건강한 생활습관을 중요시 여긴다.
① 생의학적 모형: 건강과 질병은 질병이 없는 사람이 건강하다는 모형
③ 전체론적 모형: WHO에서 정의한 신체적, 정신적, 사회적 요인의 건강개념과 관련된 모형
④ 생태학적 모형: 건강과 질병은 병원, 인간, 환경이 평형을 이룰 때 건강하다는 모형
⑤ 안녕모형: 건강은 전체성과 평안을 얻기위한 개인이 가진 잠재력이며 건강은 창조적인 생활을 영위하기 위한 개인의 이상적인 상태이다.

18 보건교육은 건강과 관련된 행동변화를 의미한다

20 ① 강화요인, ③ MATCH모형의 TIA, ④ MAPP 모형

21 협동학습은 소집단인 경우에 실시한다.

22 사회 · 생태학적 모형: 질병에 대한 감수성, 인구밀도와 사회적 관습 및 건강한 생활관에 의해 건강이 결정된다는 모형

25 환자보건교육의 내용은 주로 2, 3차 예방활동을 하고 지역사회 보건교육의 내용은 주로 1, 2차 예방활동이다.

27 합리적 행동론은 행동을 위한 의사결정을 설명하는 일반적인 이론이다.
① 인지조화론: 사람은 자신이 가지고 있는 지식, 태도, 행동이 일관되어 서로 조화를 이루고 있는 상태를 선호한다는 이론
② 건강신념 모형: 건강행동을 실천하는 여부는 특정한 행동이 특정한 결과를 가져올 것이라는 인식과 특정한 결과에 부여한 개인의 주관적 가치에 의하여 결정된다는 이론
④ 귀인이론: 어떤 원인이 사건을 발생시킨다는 이론
⑤ 범이론적 모형: 개인이 건강 행동을 시작하고 유지하는 것에 대한 행동변화의 원칙과 과정을 설명하는 통합적인 모형

29 ① 특정건강 문제가 생길 가능성을 개인이 인식하는 것
② 건강문제에 대한 상대적 심각성을 개인이 인식하는 것
⑤ 강화: 행동을 결정하는데 중심적인 역할을 하는 것

34 청각매체는 VCR, 영화, TV, 동영상 등이 있다.

38 ① 생의학적 모형, ② 생태적 모형, ③ 사회 · 생태적 모형, ④ 전체론적 모형

39 보건교육사는 건강인을 대상으로 건강생활 전반에 대한 평가를 실시하고 문제를 해결할 수 있는 전문영역을 연결하는 건강코디네이터 역할을 담당한다

40 인지주의 이론은 인간은 문제해결을 위하여 능동적이고 적극적으로 탐색한다. 쾰러가 통찰학습이론을 주장하였고 학습하는 방법에는 동화와 조절이 있다.

4과목	보건의료법규	20문항

보 건 교 육 사 H E A L T H E D U C A T O R

02 ① 의료법의 목적 ② 국민건강보험법 ④ 국민건강증진법의 목적

09 ①, ③:학교약사의 직무, ④, ⑤:보건교사의 직무

10 인공임신중절수술을 할 수 있는 사항
1) 강간 또는 준강간(準强姦)에 의하여 임신된 경우
2) 법률상 혼인할 수 없는 혈족 또는 인척 사이에 임신된 경우
3) 본인이나 배우자가 대통령령으로 정하는 우생학적 또는 유전학적 정신장애나 신체질환이 있는 경우
4) 본인이나 배우자가 대통령령으로 정하는 전염성 질환이 있는 경우
5) 임신의 지속이 보건의학적 이유로 모체의 건강을 심각하게 해치고 있거나 해칠 우려가 있는 경우

13 보건교육사가 될 수 없는 자(결격사유)
1) 금치산자 또는 한정치산자
2) 파산선고를 받은 자로서 복권되지 아니한 자
3) 고 이상의 실형의 선고를 받고 그 집행이 종료되지 아니하거나 그 집행을 받지 아니하기로 확정되지 아니한 자
4) 법률 또는 법원의 판결에 의하여 자격이 상실 또는 정지된 자

19 국민건강보험공단의 업무 관장 범위
1) 가입자 및 피부양자의 자격관리
2) 보험료 기타 이 법에 의한 징수금의 부과 · 징수
3) 보험급여의 관리
4) 가입자 및 피부양자의 건강의 유지 · 증진을 위하여 필요한 예방사업
5) 보험급여비용의 지급
6) 자산의 관리 · 운영 및 증식사업
7) 의료시설의 운영
8) 건강보험에 관한 교육훈련 및 홍보
9) 건강보험에 관한 조사연구 및 국제협력
10) 이 법 또는 다른 법령에 의하여 위탁받은 업무
11) 기타 건강보험과 관련하여 보건복지부장관이 필요하다고 인정한 업무

20 1일 입원환자 20명, 외래환자 3명=의사 1인
입원환자 2.5명, 외래환자 12명=간호사1명
250/20= 12.5, 130/3=43.3 è 의사 55.8명
250/2.5=100, 130/12=10.8명 à 간호사 110.8명

정답 및 해설

04

정답확인

1과목 보건프로그램 개발 및 평가

1	2	3	4	5	6	7	8	9	10
①	③	③	⑤	④	①	①	③	④	④
11	12	13	14	15	16	17	18	19	20
①	⑤	②	②	①	④	⑤	①	④	①

2과목 보건학

1	2	3	4	5	6	7	8	9	10
③	①	③	③	④	①	②	③	③	②
11	12	13	14	15	16	17	18	19	20
②	④	③	①	③	③	①	②	④	③
21	22	23	24	25	26	27	28	29	30
②	①	③	④	⑤	④	④	①	④	④

3과목 보건교육학

1	2	3	4	5	6	7	8	9	10
⑤	②	①	③	③	①	②	①	③	⑤
11	12	13	14	15	16	17	18	19	20
①	⑤	②	③	④	⑤	②	③	①	④
21	22	23	24	25	26	27	28	29	30
⑤	⑤	⑤	④	③	④	③	③	③	④
31	32	33	34	35	36	37	38	39	40
⑤	①	③	⑤	⑤	⑤	③	①	④	⑤

4과목 보건의료법규

1	2	3	4	5	6	7	8	9	10
①	②	②	③	⑤	④	④	②	③	③
11	12	13	14	15	16	17	18	19	20
③	①	④	③	⑤	③	④	⑤	④	①

1과목 보건프로그램 개발 및 평가 | 20문항 |

보 건 교 육 사 H E A L T H E D U C A T O R

01 보건프로그램에서 문제 진단, 문제 분석, 요구 조사 등은 반드시 필요한 순환 과정이다.

02 매우 명확하고 구체적인 목표가 제시된 후에 착수를 할 수 있는 것이 보건 기획의 특징은 아니다.

03 'MATCH 모형은 보건프로그램의 실행을 강조한다. 이를 위해 개입실행 표적을 설정하며, 개인실행 표적은 건강행동 목적 달성을 위한 개입 대상이나 이들과 관련된 환경을 제공하는 사람들을 의미한다.

04 ⓐ'문제와 기준'은 문제분석의 이해에 해당되는 내용임

05 보건프로그램 개발'은 요구사정을 하는 구체적인 이유에 속하지 않는다.

06 요구 사정의 유형은 크게 클라이언트 중심 요구 사정, 서비스 중심 요구 사정, 지역사회 중심 요구 사정 등 크게 3가지로 나눌 수 있으며 클라이언트 중심 요구 사정은 특정 인구집단의 요구를 조사하는 방법이다.

07 양적 자료에는 설문조사 자료, 실험 자료, 관측 자료 등이 포함된다.

08 3항은 심층 면접의 장점을 설명한 문장이다.

09 '다'와 '마'항은 포커스그룹 인터뷰에 대한 설명을 적은 것이다.

10 표적집단에서 50세 이상 주민을 대상자로 결정한 사례이다.

11 보건프로그램 내용은 기본적으로 '계속성, 계열성, 통합성, 균형성, 다양성' 등 5가지 기준을 고려하여 조직해야 한다.

12 클라이언트 집단의 특성에 대한 의미를 설명한 것이다.

13 CLEAR의 평가항목으로는 지역사회역량(community), 합법성(legality), 효율성(efficiency), 수용성(acceptability), 자원의 활용가능성(resource, 지역사회역량(community), 합법성(legality), 효율성(efficiency), 수용성(acceptability), 자원의 활용가능성(resource availability) 등, 각 영어 글자의 머릿글자로 형성된 이름으로 평가하고 있다.

14 윤리적 문제와 관련하여 NIBP에서 사용하는 평가항목들이다.

15 보건프로그램을 실행함에 있어서 '진행에 대한 관리 기법'을 설명한 것이다.

16 보건사업 평가 대상에 따른 평가 구분은 전체 시스템, 비-효과, 결과와 관련된 활동의 투입, 목적달성 여부 등으로 구분된다.

17 과정분석은 보건프로그램의 실행 중 프로그램의 목적달성에 영향을 미치는 요인을 평가하는 것이다. 과정분석은 4가지 측면을 중심으로 실시된다.

19 목적 및 문제해결과 직접적으로 관련성이 있어야 한다.

20 우선순위 결정 방법 진행절차를 순서에 따라 차례대로 열거해 보면
대표집단 구성 – 문제목록 및 결성기준 작성 – 1차 토론 – 문제 평가 – 순위 결정, 순위에 대한 토론– 최종 결정의 순서로 나열할 수 있다.

2과목 　보건학　｜30문항｜

04 독력은 병원체 노출에 따르는 질병의 중증도를 의미한다

05 생태학적 모형은 질병은 여러가지 복합요인의 상호작용에 의하여 발생하며 건강과 질병은 병원체, 인간, 환경의 상호작용에 의하여 결정하게 된다.

06 보건행정의 특성은 공공성과 사회성, 봉사성, 교육성과 조장성, 과학성과 기술성이 있다.

08 ① 심포지움: 정해진 문제에 대하여 2~5명의 전문가가 의견을 발표하고 사회자가 발표된 내용으로 청중을 공개 토론에 참여시키는 방법
② 패널토의: 토의할 문제에 대하여 지식을 가진 소수대표자들이 청중 앞에서 그룹토의를 하는 것
④ 세미나: 주제에 대해 몇 명의 전문가가 새로운 사실 또는 내용을 발표하고 발표된 내용을 전체 참가자가 토론하는 방법

09 건강보균자는 임상적 증상을 나타내지 않고 보균상태를 지속하고 있는 자로서 환경개선이나 예방접종을 하여준다.

11 인공능동면역은 인위적으로 항원을 체내에 투입하여 항체를 생성시키는 방법이다

14 황산화물은 질소산화물과 함께 산성비의 주요 원인이 된다.

16 ① 강도율: 재해에 의한 손상 정도를 나타내는 산업재해 통계지표
② 도수율: 위험에 노출된 시간당 재해발생을 보는 산업재해 통계지표

23 유행성이하선염은 호흡기계 전염병이며 호흡기계 전염병은 예방접종으로 철저히 관리하면 감염되지 않는다.

24 ① 산화지법: 물의 생물학적, 화학적, 물리적 자정작용을 이용하여 하수도를 처리하는 방법
② 혐기성 처리법: 부패조, Inhaff tank 이용
③ 오니처리: 해양투기, 소각퇴비법, 소화법을 이용하여 하수처리하는 방법

25 역학은 인구집단을 대상으로 하기 때문에 실험적 조작이 윤리적, 도덕적으로 허용되지 않는다 그러므로 대조군 설정, 비교치료군 설정, 결과측정의 눈가림법 적용 등은 역학에서 개발된 방법으로 임상의학에서 많이 이용하고 있다.

26 ① 심포지움: 정해진 문제에 대하여 2~5명의 전문가가 의견을 발표하고 사회자가 발표된 내용으로 청중을 공개 토론에 참여시키는 방법
② 패널토의: 토의할 문제에 대하여 지식을 가진 소수대표자들이 청중 앞에서 그룹토의를 하는 것
③ 분단토의: 참가자가 많은 경우 여러 개의 분단으로 나누어 토의 후 전체 회의에서 통합하는 방법
④ 세미나: 주제에 대해 몇 명의 전문가가 새로운 사실 또는 내용을 발표하고 발표된 내용을 전체 참가자가 토론하는 방법

27 자연능동면역은 질병에 이환된 이후에 자연적으로 형성된 면역을 의미한다

29 스모그는 매연과 안개의 합성어로 대기 중의 안개 모양의 오염상태를 말한다.

30 기술연구는 건강문제의 발생 및 가설을 설정할수 있다.
단면연구, 환자-대조군 연구, 코흐트 연구 모두 건강문제와 위험요인과의 관계를 설명할 수 있지만 가장 명확하게 설명할 수 있는 연구방법은 코르트 연구이다.

3과목 　보건교육학　｜40문항｜

01 적극적 건강관리에는 보건교육이나 법규제정, 운동시설 확충. 자기건강관리, 운동, 스트레스 조절, 음식량 조절, 체중조절, 정기적인 건강검사

02 보건교육사의 역할은 생활터별, 생애주기별로 나눌 수 있는데 영유아기때는 신체발육 모니터링을 실시하고 성장단계별로 건강정보를 제공하며 청소년기에는 학교보건사업에 직접 참여하고 청, 장년기에는 임신과 출산 등과 같은 상담 등을 실시한다.

04 건강검진은 학교가 선정한 검진기관에서 매3년마다 받도록 한다.

06 ① 인지조화론: 사람은 자신이 가지고 있는 지식, 태도, 행동이 일관되어 서로 조화를 이루고 있는 상태를 선호한다는 이론
② 건강신념 모형: 건강행동을 실천하는 여부는 특정한 행동이 특정한 결과를 가져올 것이라는 인식과 특정한 결과에 부여한 개인의 주관적 가치에 의하여 결정된다는 이론
③ 합리적행동론: 인간은 기본적으로 합리적이며 자신이 이용할 수 있는 정보를 활용하여 행동을 결정하는 이론
④ 귀인이론: 어떤 원인이 사건을 발생시킨다는 이론
⑤ 범이론적 모형: 개인이 건강 행동을 시작하고 유지하는 것에 대한 행동변화의 원칙과 과정을 설명하는 통합적인 모형

07 TIA는 건강행동 목적 달성을 위한 개입 대상이나 환경을 제공하는 사람들 강화는 건강행동을 실천하였을 때 얻게 되는 이득 등 긍정적 또는 부정적 보상중재는 건강수준을 향상시키기 위해서 여러 수준과 분야간에 통합되고 조정되는 것

08 자발적 참여의 원리는 교육대상자가 적극적으로 수업에 참여하여 학습내용을 능동적으로 이해하고 자발적으로 질문이나 의견발표를 통하여 학습내용을 자기화해나가는 원리이다.

09 벌금을 부과하는 것은 부정적 강화에 속한다.

11 의료인에게 진료예약을 하는 것은 건강행동의 내용 중 질병행동에 속한다.
적절한 수면과 절주는 건강행동의 내용 중 질병예방을 하는 행동에 속한다.

13 사회 · 생태학적 모형의 기본요인으로는 인간요인, 외부환경요인, 개인환경요인으로 구성되며인간요인의 내용에는 질병에 대한 감수성이 포함되며 외부환경요인으로 인구밀도와 사회적 관습. 개인행동요인으로 건강한 생활습관을 중요시 여긴다.

① 생의학적 모형: 건강과 질병은 질병이 없는 사람이 건강하다는 모형
② 사회 · 생태학적 모형: 질병에 대한 감수성, 인구밀도와 사회적 관습 및 건강한 생활습관에 의해 건강이 결정된다는 모형
③ 전체론적 모형: WHO에서 정의한 신체적, 정신적, 사회적 요인의 건강개념과 관련된 모형
④ 생태학적 모형: 건강과 질병은 병원, 인간, 환경이 평형을 이룰 때 건강하다는 모형
⑤ 안녕모형: 건강은 전체성과 평안을 얻기 위한 개인이 가진 잠재력이며 건강은 창조적인 생활을 영위하기 위한 개인의 이상적인 상태이다.

14 '개별화의 원리는 교육대상자의 개인적 특성이 수업활동에 고려되어야 한다.'는 이론이다.

15 지식, 태도 행동을 의미하는 KAP를 세분화하면 자각, 인식, 지식, 태도, 의사결정, 행동, 기술, 사회변화로 나뉜다

16 보건교육사의 역할은 생활터별, 생애주기별로 나눌 수 있는데 의료기관에서는 의사의 지시하에 환자들에게 금연, 식습관, 운동, 스트레스 관리 등을 하는 정보를 제공하고 보건교육을 실시한다.

19 건강위협에 대처하는 보완적인 방법과 접근들을 결합시킨다.

24 치료는 병·의원에 의뢰한다.

25 사전평가를 구조평가라고도 한다.

26 현장학습, 시범, 토의는 교육대상자가 소집단인 경우에 실시한다.

28 보건교육 사업에서 중요한 전략은 보건교육이므로 교육활동을 통해 위험행동이 얼마나 개선될 수 있는지 진단이 가능한 단계는 우선순위 선정단계이다.

29 건강신념 모형은 인지된 감수성, 인지된 심각성, 인지된 위협, 인지된 이득, 인지되는 장애요인, 예상되는 이득, 자기효능감, 인구사회학적 심리적 요인, 행동의 계기로 구성이 된다

31 가. 인식재고–새로운 정보와 이해력을 얻기 위한 노력
나. 정서적 각성–정서적으로 변화를 유도한다. 건강행동으로 가기 위한 정서적 경험
다. 환경재평가–본인의 행동에 환경에 미치는 영향을 고려한다.
라. 자아재평가–나의 행동으로 나에게 미치는 영향을 평가한다.
마. 사회적변화–현재 사회적 분위기, 사회 전체가 건강실천 행동으로 변하고 있다는 인식

32 ② 생태적 모형, ③ 사회·생태적 모형, ④ 전체론적 모형, ⑤ 안녕모형

33 건강한 정책 수립과 지역사회 활동의 강화는 세계보건기구에서 건강증진의 활동영역에 대하여 제시한 내용이다.

34 보건의료체계는 국가나 지역사회의 보건의료체계 운영관리 상태에 따라 다르며 예방적 요소, 치료적 요소, 재활적 요소를 포함해야 한다.

37 동기화는 보건교육을 시키는 대상자들에게 이익이 되는 것을 파악하여 목표를 설정하면 스스로 어떤 것을 학습할지를 결정하고 평가하도록 이끌어주므로 동기화시키는 방법으로 많이 사용한다.

39 비디오 수업, 원격수업에 동원되는 매체는 교육자의 역할을 대신한다.

40 학교의 보건교육은 학교의 교사들만 전담할 것이 아니라 지역사회에 있는 보건관련 단체에 종사하는 전문가들과 함께 진행하는 것이 학생들의 흥미를 유발하고 사업의 효과를 높이는데 바람직하다.

4과목 **보건의료법규** |**20문항**|

보 건 교 육 사 H E A L T H E D U C A T O R

01 입원환자 200명까지는 의사 1명, 간호사 2명, 200명 초과시마다 의사 1명, 간호사 2명 추가한다.

02 ① 학교에서 보건교육을 실시하여야 하는 주체(실시권자)는 교육과학기술부장관이다.
③ 감염병과 관련 학생(교직원)에 대하여 등교를 중지시킬 수 있는 주체는 학교의 장이다.
④ 학교에서 보건교육을 체계적으로 실시하여야 하는 주체는 교육과학기술부장관이다.
⑤ 정화구역 위반자에 대한 벌칙→ 2년 이하의 징역 또는 2천만원 이하의 벌금이다.

08 ① 건강검진기관을 의미, ③ 국가건강검진의 의미, ④ 건강검진자료, ⑤ 건강검사

09 ①, ②, ④, ⑤:학교의사의 직무

11 국가는 건강증진을 위하여 필요한 경우 국민에 대하여 건강검진을 실시할 수 있으며 국가가 실시하는 경우 시장·군수·구청장으로 하여금 보건소장이 이를 실시하도록 하여야 한다.

18 **보건소의 관장업무**
1) 국민건강증진·보건교육·구강건강 및 영양개선사업
2) 감염병의 예방·관리 및 진료
3) 모자보건 및 가족계획사업

정답확인

1과목 보건프로그램 개발 및 평가

1	2	3	4	5	6	7	8	9	10
①	①	⑤	②	⑤	②	③	②	②	④

11	12	13	14	15	16	17	18	19	20
①	③	②	⑤	③	⑤	②	③	②	④

2과목 보건학

1	2	3	4	5	6	7	8	9	10
④	①	②	③	①	③	⑤	②	②	③

11	12	13	14	15	16	17	18	19	20
④	③	④	③	①	③	④	③	②	③

21	22	23	24	25	26	27	28	29	30
③	③	①	③	①	③	④	①	④	③

3과목 보건교육학

1	2	3	4	5	6	7	8	9	10
⑤	①	②	②	①	①	③	①	③	③

11	12	13	14	15	16	17	18	19	20
①	③	②	②	②	③	③	②	③	④

21	22	23	24	25	26	27	28	29	30
②	②	③	④	①	④	②	③	②	②

31	32	33	34	35	36	37	38	39	40
①	②	①	①	①	④	⑤	②	③	③

4과목 보건의료법규

1	2	3	4	5	6	7	8	9	10
③	④	②	④	⑤	③	④	②	④	③

11	12	13	14	15	16	17	18	19	20
②	③	③	③	②	⑤	②	①	⑤	②

1과목 보건프로그램 개발 및 평가 | 20문항 |

보 건 교 육 사 H E A L T H E D U C A T O R

01 보건프로그램 개발 과정에서 문제분석, 요구조사, 목표설정, 보건프로그램 설계, 실행, 평가 등은 반드시 들어가야 할 내용들이다.

02 제시된 ①의 내용은 우리나라가 아닌 미국의 예시이다.

03 공중보건을 향상하기 위한 전략적 기획으로 크게 인정 받고 있는 것이 MAPP 모형이다.

04 중요성과 변화, 그리고 가능성을 우선순위를 결정하는 기준으로 사용하고 있다.

05 지역사회 건강증진을 위해 개발된 것이 MAPP모형이다.

06 자료 수집의 기본 원칙은 ①, ③, ④, ⑤의 4가지를 정하고 있다.

07 펀드는 반드시 한가지씩 운용해야 한다는 원칙은 없다. 무리가 없을 경우, 실정에 맞추어 두 가지 이상 운용하는 것도 가능하다.

09 대상자 결정모형으로는 일반 집단, 위험 집단, 표적 집단, 클라이언트 집단 등이 있다.

10 최소한의 산출 또는 만족스러운 정도의 산출을 얻는데 목표를 두면 목표와의 갈등은 크게 벌어지지 않는다.

11 우선순위를 선정할 때에는 지역사회 인구집단의 규모, 문제의 심각성 등을 고려한 후에 결정해야 한다.

12 참가대상을 명확하게 하기 위해서는 참가자의 속성을 체계적으로 분석하는 일이 필요하다. '개체의 건강 상태면'은 참가자의 속성을 구분하는 방법과는 거리가 멀다.

13 보건프로그램의 활동 내용을 분석하여 세분화하는 방법을 설명한 것이다.

15 단기목표는 보통 2~3개월부터 2년 이내에 달성할 수 있는 목표를 말한다.

16 목표달성의 질과 양, 그리고 수준을 측정하는데 있어서 Suchman은 업무량, 성과, 충족도, 효율성, 과정 등, 5개의 범주로 구분하였다.

17 평가는 어떤 활동 과정에 대한 정보를 수집하고 판단과 의사결정을 내리는 것과 관련되는 활동이며 설명이 바르게 연결된 것은 ②번이다.

18 6가지 평가지표 중에서 빠진 요건의 항목은 '충분성(sufficiency)'이다.

20 인간의 생명을 화폐가치로 측정하는 방법으로는 '인적자본 접근법'과 ' 지불용의 접근법'이 있다.

2과목 보건학 | 30문항 |

보 건 교 육 사 H E A L T H E D U C A T O R

02 국민건강증진종합계획 2020 목표는 건강수명 연장과 건강형평성 제고이다.

03 집중화 경향을 나타내는 것은 최빈값, 중앙값, 평균 등이 있으며 연속변수인 경우 가능하다.

04 매연은 연료가 연소할 때 완전히 타지 않고 남은 고체물질로 검댕은 유리탄소 및 타르 물질이 응결된 탄소입자의 집합체이다.

09 ① 강도율: 재해에 의한 손상 정도를 나타내는 산업재해 통계지표
③ 건수율: 산업재해 발생상황을 총괄적으로 파악하는 산업재해 지표

11 ① 사람이 느낄 수 있는 공기의 흐름을 불감기류라고 한다.

18 ① 산화지법: 물의 생물학적, 화학적, 물리적 자정작용을 이용하여 하수도를 처리하는 방법
④ 활성오니법: 용존산소농도 조절로 하수처리하는 방법

21 바이러스로 인하여 생기는 질병에는 홍역, 폴리오, 유행성 이하선염, 일본뇌염, 광견병 등이 있다.

3과목　보건교육학　|40문항|

보 건 교 육 사 H E A L T H E D U C A T O R

02 Cronbach α 계수는 보건교육 및 건강증진사업에 주로 활용되는 자기기입식 설문조사에 의한 지식이나 태도값에 대해 일반적으로 α 계수가 0.2 이상이면 약상관관계, 03~0.60이면 중증도 상관관계, 0.6 이상이면 강한 상관관계로 볼 수 있다

03 개인교수법은 교육대상자의 이해수준과 정도에 따라 속도를 조절할수 있지만 비용이 크고 이해속도에 따라 시간적 소요가 크며 학습참여에 대한 동기화가 가장 높은 교육방법이다

04 ① 자기효능감은 특정한 상황에서 특정한 행동을 얼마나 잘 조직하고 수행할 수 있는가에 대한 주관적인 판단이다. ② 역량강화는 자신감을 갖고 스스로 할 수 있는 것을 의미한다. ③ 병감행동은 자신이 건강한지에 대해 불확실하다고 생각하는 사람으로 자신의 건강여부를 알아내려는 행동이다. ③ 인지된 감수성은 특정한 건강문제가 생길 가능성을 인지하는 것이다. ⑤ 자기반응이란 자신을 관찰하고 판단한 후 그에 따른 보상을 주거나 처벌하는 과정을 의미한다.

07 행동주의 관점은 수업활동 중 학습이 잘 이루어지도록 계획하고 계속적인 상과 벌이 교육대상자에게 주어져야 한다는 이론이다

08 ② 사회연결망이론은 사회적 관계를 노드와 타이로 설명하며 노드는 네트워크 안의 개인이며 타인은 개인들간의 관계로 사회적 자본을 파악할 때 사용한다.
③ 상호결정론은 사회인지이론의 전제가 되는 개념으로 개인, 환경, 행동이 3자간 끊임없이 서로 상호작용하고 있다는 이론이다.
④ 자각은 현재 생활습관에 대한 평가와 개인이 하고 있는 일을 확인하는 것이다.
⑤ 참여동기는 강요된 참여, 유도된 참여, 자립적 참여 등을 지역사회 참여 형태로 구분할 수 있다.

09 **세계보건기구의 건강증진학교 영역**
금연교육– 건강한 학교 정책 평가지표, 화재시 대피대책
물리적환경– 안전한 음용수 제공
사회적 환경– 언어적 폭력이나 폭행
학교건강증진 및 보호서비스 평가 학생에게 예방접종 및 신체검진과 구강보건서비스

11 주민이 직접 참여를 하면 사업수행의 성공가능성이 높아진다. 지역사회가 참여를 하면 실질적인 최종결정권은 사업주관자가 가지게 된다.

12 학교보건의 범위에는 건강평가, 건강상담, 전염병관리, 응급처치, 요양보호자 건강관리, 학교급식관리가 있다.

13 산업재해 발생에 행동과 관련된 인적 요인의 영향이 크다.

15 교수–학습과정의 주체에 따라 상호작용적 방법은 토론이나 또래교육, 그룹프로젝트 방식으로 한다.

16 조기발견은 이차예방에 속한다.

17 역할극은 의지, 태도, 행동변화에 효과적이며 자기 중심적 사고에서 벗어날 수 있다.

19 3단계 생태학적 진단에서 소인성요인은 건강행동을 결정하는 요인 중 개인이 가지고 있는 특성을 말한다.

20 인지주의 관점은 교육대상자의 인지구조에 맞게 학습 내용을 변형하여 제시하면 학습이 원활하게 이루어 질 수 있기 때문에 인지구조에 맞게 학습내용을 편성해야 한다고 주장한다.

21 가. 대치행동 형성– 바람직 하지 않은 것을 바람직하게 바꿈
나. 지원관계 형성– 주위의 도움을 받는다.
다. 강화관리– 행동변화
라. 자아해방– 건강증진을 위한 실천하고자 하는 자신의 선택과 노력
마. 자극조절–건강한 행동변화에 방해요인 제거

22 ① 라론드 보고서에서는 보건정책의 필요성을 강조하였으며 건강을 위하여 의료의 의존도를 감소 시켜야 한다고 하였다.
② 라벨과 크락은 질병의 자연사를 5단계로 구분하였다.
③ 질병예방과 건강보호 행동을 칼과 콥이 주장하였다.
⑤ 환자역할 행동은 자기 스스로 또는 다른 사람들이 아프다고 인정한 사람들이 보이는 행동이다.

24 ① 미국 공중보건국에서 정의
② 그린의 주장
③ 건강과 관련된 조직적, 경제적, 환경적인 자원의 조합
④ 세계보건기구의 주장
⑤ 오타와 헌장에서 건강증진의 정의

25 신속성은 매우 빠른 것을 의미하며 최신성은 가장 최신의 정보로 구성된 것을 의미한다.

27 경험적 방법에는 현장실습, 실험, 실습, 역할극, 게임 등이 있다.

29 간단명료한 것보다는 자세하고 구체적이어야 한다.(Specific), 평가 가능해야 한다.(Measarable), 목표는 성취 가능해야 한다.(Achievable), 보건교육의 대상 및 내용이 현실적으로 관련되어야 한다.(Relevant), 목표달성 기간이 제시되어야 한다(Time limited).

31 건강문제를 계량화해야 한다. 기존 자료를 수집분석하고 표본을 활용한 단면적인 조사의 결과를 분석도 해야 한다.

32 ① 범 이론적 모형의 변화단계, ③ PRECEDE–PROCEED 단계, ④ 합리적 행동론 단계, ⑤ 건강신념모형의 단계

33 현장학습은 견학 전 이론교육을 실시하고 견학 후에는 심화학습이 가능한 부분에 대한 과제를 부여하여 피드백 해야 견학의 장점을 살릴 수 있다.

34 보건교육사는 예산과 자원을 관리하고 건강증진과 관련된 건강정책에 영향을 준다.

36 "사회적용의 원리는 보건교육 대상자가 경험하는 실생활에 적용할 수 있어야 한다"는 주장으로 교육자체가 지식자체로 남는다면 보건교육에서는 아무런 의미가 없다.

37 ① 생의학적 모형, ② 생태적 모형, ③ 사회 · 생태적 모형, ④ 전체론적 모형 ⑤ 안녕모형

38 구성주의 이론은 학습자의 경험이 다시 학습경험이 되므로 학습자 주도적이고 자발적인 교육방법이 고려된다

39 컴퓨터 활용매체는 통합적이고 다각적인 교육활동을 구현할 수 있으며 노인이나

장애자의 경우 접근이 불가능하고 어느 정도 조작기능을 습득해야 활용가능하고 하드웨어와 소프트웨어 사양이 까다로우며 유지 보수 비용이 지속적으로 발생한다.

| 4과목 | 보건의료법규 | 20문항 |

보 건 교 육 사 H E A L T H E D U C A T O R

07 격리소와 요양시설은 의원에 해당하는 시설을 갖추거나 간이진료시설을 갖춘 곳 이면 된다.

09 ① 의료법의 목적. ② 국민건강보험법. ③ 지역보건법. ④국민건강증진법의 목적

11 ①. ③. ④. ⑤:시정명령에 해당된다

13 ①. ②. ④. ⑤: 학교의사의 직무

15 ①. ③. ④. ⑤:보험료 경감대상이다.

18 **보건소의 관장업무**
1) 국민건강증진 · 보건교육 · 구강건강 및 영양개선사업
2) 감염병의 예방 · 관리 및 진료
3) 모자보건 및 가족계획사업
4) 노인보건사업
5) 공중위생 및 식품위생
6) 의료인 및 의료기관에 대한 지도 등에 관한 사항
7) 의료기사 · 의무기록사 및 안경사에 대한 지도 등에 관한 사항
8) 응급의료에 관한 사항
9) 농어촌 등 보건의료를 위한 특별조치법에 의한 공중보건의사 · 보건진료원 및 보건진료소에 대한 지도 등에 관한 사항
10) 약사에 관한 사항과 마약 · 향정신성의약품의 관리에 관한 사항
11) 정신보건에 관한 사항
12) 가정 · 사회복지시설 등을 방문하여 행하는 보건의료사업
13) 지역주민에 대한 진료, 건강진단 및 만성퇴행성질환등의 질병관리에 관한 사항
14) 보건에 관한 실험 또는 검사에 관한 사항
15) 장애인의 재활사업 기타 보건복지가족부령이 정하는 사회복지사업
16) 기타 지역주민의 보건의료의 향상 · 증진 및 이를 위한 연구 등에 관한 사업
   (건강보험에 관한 교육 및 홍보, 환경위생 및 산업보건, 보건중재는 포함 ×)

20 모자보건법에 따라 본인 또는 보호자가 임신이나 분만 사실신고서를 제출하는 곳 은 의료법에서 정한 의료기관과 보건소에서 실시한다.

자르는선 ✂   자르는선 ✂

시 험 직 종
(보건교육사 3급)국가시험

제 (1) 교 시
① ② ③ ④ ⑤ ⑥ ⑦ ⑧

문 제 유 형
홀수형( ) 짝수형( )

성 　 　 명

응 시 번 호

감독관성명
※ 정자기재

* 답안카드 작성(표기)은 반드시 "컴퓨터용 흑색 수성 사인펜"만을 사용합니다.
* 답란 수정은 OMR 답안지를 교체하거나 "수정테이프"만을 사용하여 수정합니다.
* 답안카드는 반드시 시험시간 내에 작성을 완료합니다(시험 종료 후 작성시 해당 교시 "0"점 처리).

보건의료인 국가시험 답안카드

| 보건프로그램개발 및 평가 | 보 건 학 | | 보 건 교 육 학 | | 보건의료법규 |

(주) 영림미디어

자르는선 ✂   자르는선 ✂

시 험 직 종
(보건교육사 3급)국가시험

제 (1) 교 시
① ② ③ ④ ⑤ ⑥ ⑦ ⑧

문 제 유 형
홀수형( ) 짝수형( )

성 　 　 명

응 시 번 호

감독관성명
※ 정자기재

* 답안카드 작성(표기)은 반드시 "컴퓨터용 흑색 수성 사인펜"만을 사용합니다.
* 답란 수정은 OMR 답안지를 교체하거나 "수정테이프"만을 사용하여 수정합니다.
* 답안카드는 반드시 시험시간 내에 작성을 완료합니다(시험 종료 후 작성시 해당 교시 "0"점 처리).

보건의료인 국가시험 답안카드

| 보건프로그램개발 및 평가 | 보 건 학 | | 보 건 교 육 학 | | 보건의료법규 |

(주) 영림미디어

답안카드 작성시 유의사항

시험 직종
(보건교육사3급) 국가시험

제 (1) 교시
● ② ③ ④ ⑤ ⑥ ⑦ ⑧

문 제 유 형
홀수형(●) 짝수형( )

성   명
홍 길 동

응 시 번 호

0	1	0	1	0	0	2	3
●	⓪	●	⓪	●	●	⓪	⓪
①	●	①	●	①	①	①	①
②	②	②	②	②	②	●	②
③	③	③	③	③	③	③	●
④	④	④	④	④	④	④	④
⑤	⑤	⑤	⑤	⑤	⑤	⑤	⑤
⑥	⑥	⑥	⑥	⑥	⑥	⑥	⑥
⑦	⑦	⑦	⑦	⑦	⑦	⑦	⑦
⑧	⑧	⑧	⑧	⑧	⑧	⑧	⑧
⑨	⑨	⑨	⑨	⑨	⑨	⑨	⑨

감독관성명
※ 정자기재

1. ① ● ③ ④ ⑤
2. ① ② ③ ④ ⑤
3. ① ② ③ ④ ⑤
4. ① ② ③ ④ ⑤
5. ① ② ③ ④ ⑤
6. ① ② ③ ④ ⑤
7. ① ② ③ ④ ⑤
8. ① ② ③ ④ ⑤
9. ① ② ③ ④ ⑤
10. ① ② ③ ④ ⑤
11. ① ② ③ ④ ⑤
12. ① ② ③ ④ ⑤
13. ① ② ③ ④ ⑤
14. ① ② ③ ④ ⑤
15. ① ② ③ ④ ⑤
16. ① ② ③ ④ ⑤
17. ① ② ③ ④ ⑤
18. ① ② ③ ④ ⑤
19. ① ② ③ ④ ⑤
20. ① ② ③ ④ ⑤

응 시 자 유 의 사 항

○ 답안카드 작성(표기)은 반드시 "컴퓨터용 흑색 수성 사인펜"만을 사용하여야 합니다.
○ 연필, 볼펜 등의 사용 시 해당 문제가 "0점"처리될 수 있습니다.

1. 필기구: 컴퓨터용 흑색 수성 사인펜만을 사용하여야 합니다.
2. 시험 전 기재 · 표기 사항: 교시, 문제유형, 성명, 응시번호
   – 시험직종 란에는 "보건교육사3급" 등으로 해당 직종명을 기재해야 합니다.
   – 교시 란에는 해당 교시를 숫자로 기재하고 해당란에 표기해야 합니다.
   – 문제유형 란에는 배부 받은 문제지와 유형을 확인인하고 표기해야 합니다.
   (※응시번호 끝자리가 홀수이면 홀수형, 짝수이면 짝수형을 받아야 함)
   – 성명 란에는 응시자의 성명을 바르게 기재해야 합니다.
   – 응시번호 란에는 숫자로 기재하고 해당 란에 표기해야 합니다.
   – 답란은 "●"와 같이 완전하게 표기해야 합니다(※바르지 못한 표기(⊗①∅◑)를 하였을 경우에는 불이익을 받을 수 있음).
3. 답란의 수정방법: 답란을 잘못 표기하였을 경우에는 OMR답안지를 교체하여 작성하거나, 수정테이프만을 사용하여 답란을 수정합니다.
   – 수정테이프를 사용하여 천천히 지우고 수정한 후 수정테이프가 떨어지지 않게 손으로 눌러주어야 합니다.
   – 불완전한 수정 처리로 인해 발생하는 책임은 응시자에게 있으니 주의합니다.
4. 답안카드는 훼손하거나 구겨지지 않도록 주의하며, 특히 답안카드 하단의 타이밍 마크(■■■■■■)를 절대로 칼로 긁거나 훼손해서는 안됩니다.

답안카드 작성시 유의사항

작성 예시 : "보건교육사 3급", "제1교시", "홀수형", 응시번호가 "01010023", "홍길동"이 1번 문제의 정답을 "②"번으로 표기한 경우

시험 직종
(보건교육사3급) 국가시험

제 (1) 교시
● ② ③ ④ ⑤ ⑥ ⑦ ⑧

문 제 유 형
홀수형(●) 짝수형( )

성   명
홍 길 동

응 시 번 호

0	1	0	1	0	0	2	3
●	⓪	●	⓪	●	●	⓪	⓪
①	●	①	●	①	①	①	①
②	②	②	②	②	②	●	②
③	③	③	③	③	③	③	●
④	④	④	④	④	④	④	④
⑤	⑤	⑤	⑤	⑤	⑤	⑤	⑤
⑥	⑥	⑥	⑥	⑥	⑥	⑥	⑥
⑦	⑦	⑦	⑦	⑦	⑦	⑦	⑦
⑧	⑧	⑧	⑧	⑧	⑧	⑧	⑧
⑨	⑨	⑨	⑨	⑨	⑨	⑨	⑨

감독관성명
※ 정자기재

1. ① ● ③ ④ ⑤
2. ① ② ③ ④ ⑤
3. ① ② ③ ④ ⑤
4. ① ② ③ ④ ⑤
5. ① ② ③ ④ ⑤
6. ① ② ③ ④ ⑤
7. ① ② ③ ④ ⑤
8. ① ② ③ ④ ⑤
9. ① ② ③ ④ ⑤
10. ① ② ③ ④ ⑤
11. ① ② ③ ④ ⑤
12. ① ② ③ ④ ⑤
13. ① ② ③ ④ ⑤
14. ① ② ③ ④ ⑤
15. ① ② ③ ④ ⑤
16. ① ② ③ ④ ⑤
17. ① ② ③ ④ ⑤
18. ① ② ③ ④ ⑤
19. ① ② ③ ④ ⑤
20. ① ② ③ ④ ⑤

응 시 자 유 의 사 항

○ 답안카드 작성(표기)은 반드시 "컴퓨터용 흑색 수성 사인펜"만을 사용하여야 합니다.
○ 연필, 볼펜 등의 사용 시 해당 문제가 "0점"처리될 수 있습니다.

1. 필기구: 컴퓨터용 흑색 수성 사인펜만을 사용하여야 합니다.
2. 시험 전 기재 · 표기 사항: 교시, 문제유형, 성명, 응시번호
   – 시험직종 란에는 "보건교육사3급" 등으로 해당 직종명을 기재해야 합니다.
   – 교시 란에는 해당 교시를 숫자로 기재하고 해당란에 표기해야 합니다.
   – 문제유형 란에는 배부 받은 문제지와 유형을 확인인하고 표기해야 합니다.
   (※응시번호 끝자리가 홀수이면 홀수형, 짝수이면 짝수형을 받아야 함)
   – 성명 란에는 응시자의 성명을 바르게 기재해야 합니다.
   – 응시번호 란에는 숫자로 기재하고 해당 란에 표기해야 합니다.
   – 답란은 "●"와 같이 완전하게 표기해야 합니다(※바르지 못한 표기(⊗①∅◑)를 하였을 경우에는 불이익을 받을 수 있음).
3. 답란의 수정방법: 답란을 잘못 표기하였을 경우에는 OMR답안지를 교체하여 작성하거나, 수정테이프만을 사용하여 답란을 수정합니다.
   – 수정테이프를 사용하여 천천히 지우고 수정한 후 수정테이프가 떨어지지 않게 손으로 눌러주어야 합니다.
   – 불완전한 수정 처리로 인해 발생하는 책임은 응시자에게 있으니 주의합니다.
4. 답안카드는 훼손하거나 구겨지지 않도록 주의하며, 특히 답안카드 하단의 타이밍 마크(■■■■■■)를 절대로 칼로 긁거나 훼손해서는 안됩니다.

(주) 영림미디어

시 험 직 종
(보건교육사 3급)국가시험

제 (1) 교 시
① ② ③ ④ ⑤ ⑥ ⑦ ⑧

문 제 유 형
홀수형( ) 짝수형( )

성   명

응 시 번 호

감독관성명
※ 정자기재

* 답안카드 작성(표기)은 반드시 "컴퓨터용 흑색 수성 사인펜"만을 사용합니다.
* 답란 수정은 OMR 답안지를 교체하거나 "수정테이프"만을 사용하여 수정합니다.
* 답안카드는 반드시 시험시간 내에 작성을 완료합니다(시험 종료 후 작성시 해당 교시 "0"점 처리).

보건의료인 국가시험 답안카드

보건프로그램개발 및 평가 | 보 건 학 | 보 건 교 육 학 | 보건의료법규

(주) 영림미디어

시 험 직 종
(보건교육사 3급)국가시험

제 (1) 교 시
① ② ③ ④ ⑤ ⑥ ⑦ ⑧

문 제 유 형
홀수형( ) 짝수형( )

성   명

응 시 번 호

감독관성명
※ 정자기재

* 답안카드 작성(표기)은 반드시 "컴퓨터용 흑색 수성 사인펜"만을 사용합니다.
* 답란 수정은 OMR 답안지를 교체하거나 "수정테이프"만을 사용하여 수정합니다.
* 답안카드는 반드시 시험시간 내에 작성을 완료합니다(시험 종료 후 작성시 해당 교시 "0"점 처리).

보건의료인 국가시험 답안카드

보건프로그램개발 및 평가 | 보 건 학 | 보 건 교 육 학 | 보건의료법규

(주) 영림미디어

답안카드 작성시 유의사항

시 험 직 종
(보건교육사3급) 국가시험

제 (1) 교 시
● ② ③ ④ ⑤ ⑥ ⑦ ⑧

문 제 유 형
홀수형(●) 짝수형( )

성   명
홍 길 동

응 시 번 호
0 1 0 1 0 0 2 3

감독관성명
※ 정자기재

1 ① ● ③ ④ ⑤
2 ① ② ③ ④ ⑤
3 ① ② ③ ④ ⑤
4 ① ② ③ ④ ⑤
5 ① ② ③ ④ ⑤
6 ① ② ③ ④ ⑤
7 ① ② ③ ④ ⑤
8 ① ② ③ ④ ⑤
9 ① ② ③ ④ ⑤
10 ① ② ③ ④ ⑤
11 ① ② ③ ④ ⑤
12 ① ② ③ ④ ⑤
13 ① ② ③ ④ ⑤
14 ① ② ③ ④ ⑤
15 ① ② ③ ④ ⑤
16 ① ② ③ ④ ⑤
17 ① ② ③ ④ ⑤
18 ① ② ③ ④ ⑤
19 ① ② ③ ④ ⑤
20 ① ② ③ ④ ⑤

응시자 유의사항

○ 답안카드 작성(표기)은 반드시 "컴퓨터용 흑색 수성 사인펜"만을 사용하여야 합니다.
○ 연필, 볼펜 등의 사용 시 해당 문제가 "0점"처리될 수 있습니다.

1. 필기구: 컴퓨터용 흑색 수성 사인펜만을 사용하여야 합니다.
2. 시험 전 기재·표기 사항: 교시, 문제유형, 성명, 응시번호
   - 시험직종 란에는 "보건교육사3급" 등으로 해당 직종명을 기재해야 합니다.
   - 교시 란에는 해당 교시를 숫자로 기재하고 해당란에 표기해야 합니다.
   - 문제유형 란에는 배부 받은 문제지와 유형을 확인인하고 표기해야 합니다.
     (※응시번호 끝자리가 홀수이면 홀수형, 짝수이면 짝수형을 받아야 함)
   - 성명 란에는 응시자의 성명을 바르게 기재해야 합니다.
   - 응시번호 란에는 숫자로 기재하고 해당 란에 표기해야 합니다.
   - 답란은 "●"와 같이 완전하게 표기해야 합니다(※바르지 못한 표기(⊗①∅◑)를 하였을 경우에는 불이익을 받을 수 있음).
3. 답란의 수정방법: 답란을 잘못 표기하였을 경우에는 OMR답안지를 교체하여 작성하거나, 수정테이프만을 사용하여 답란을 수정합니다.
   - 수정테이프를 사용하여 천천히 지우고 수정한 후 수정테이프가 떨어지지 않게 손으로 눌러주어야 합니다.
   - 불완전한 수정 처리로 인해 발생하는 책임은 응시자에게 있으니 주의합니다.
4. 답안카드는 훼손하거나 구겨지지 않도록 주의하며, 특히 답안카드 하단의 타이밍 마크(■■■■■■)를 절대로 칼로 긁거나 훼손해서는 안됩니다.

(주) 영림미디어

답안카드 작성시 유의사항

작성 예시 : "보건교육사 3급", "제1교시", "홀수형", 응시번호가 "01010023", "홍길동"이 1번 문제의 정답을 "②"번으로 표기한 경우

시 험 직 종
(보건교육사3급) 국가시험

제 (1) 교 시
● ② ③ ④ ⑤ ⑥ ⑦ ⑧

문 제 유 형
홀수형(●) 짝수형( )

성   명
홍 길 동

응 시 번 호
0 1 0 1 0 0 2 3

감독관성명
※ 정자기재

1 ① ● ③ ④ ⑤
2 ① ② ③ ④ ⑤
3 ① ② ③ ④ ⑤
4 ① ② ③ ④ ⑤
5 ① ② ③ ④ ⑤
6 ① ② ③ ④ ⑤
7 ① ② ③ ④ ⑤
8 ① ② ③ ④ ⑤
9 ① ② ③ ④ ⑤
10 ① ② ③ ④ ⑤
11 ① ② ③ ④ ⑤
12 ① ② ③ ④ ⑤
13 ① ② ③ ④ ⑤
14 ① ② ③ ④ ⑤
15 ① ② ③ ④ ⑤
16 ① ② ③ ④ ⑤
17 ① ② ③ ④ ⑤
18 ① ② ③ ④ ⑤
19 ① ② ③ ④ ⑤
20 ① ② ③ ④ ⑤

응시자 유의사항

○ 답안카드 작성(표기)은 반드시 "컴퓨터용 흑색 수성 사인펜"만을 사용하여야 합니다.
○ 연필, 볼펜 등의 사용 시 해당 문제가 "0점"처리될 수 있습니다.

1. 필기구: 컴퓨터용 흑색 수성 사인펜만을 사용하여야 합니다.
2. 시험 전 기재·표기 사항: 교시, 문제유형, 성명, 응시번호
   - 시험직종 란에는 "보건교육사3급" 등으로 해당 직종명을 기재해야 합니다.
   - 교시 란에는 해당 교시를 숫자로 기재하고 해당란에 표기해야 합니다.
   - 문제유형 란에는 배부 받은 문제지와 유형을 확인인하고 표기해야 합니다.
     (※응시번호 끝자리가 홀수이면 홀수형, 짝수이면 짝수형을 받아야 함)
   - 성명 란에는 응시자의 성명을 바르게 기재해야 합니다.
   - 응시번호 란에는 숫자로 기재하고 해당 란에 표기해야 합니다.
   - 답란은 "●"와 같이 완전하게 표기해야 합니다(※바르지 못한 표기(⊗①∅◑)를 하였을 경우에는 불이익을 받을 수 있음).
3. 답란의 수정방법: 답란을 잘못 표기하였을 경우에는 OMR답안지를 교체하여 작성하거나, 수정테이프만을 사용하여 답란을 수정합니다.
   - 수정테이프를 사용하여 천천히 지우고 수정한 후 수정테이프가 떨어지지 않게 손으로 눌러주어야 합니다.
   - 불완전한 수정 처리로 인해 발생하는 책임은 응시자에게 있으니 주의합니다.
4. 답안카드는 훼손하거나 구겨지지 않도록 주의하며, 특히 답안카드 하단의 타이밍 마크(■■■■■■)를 절대로 칼로 긁거나 훼손해서는 안됩니다.

(주) 영림미디어

시 험 직 종

(보건교육사 3급)국가시험

제 (1) 교 시
① ② ③ ④ ⑤ ⑥ ⑦ ⑧

문 제 유 형

홀수형( ) 짝수형( )

성 명

응 시 번 호

감독관성명
※ 정자기재

* 답안카드 작성(표기)은 반드시 "컴퓨터용 흑색 수성 사인펜"만을 사용합니다.
* 답란 수정은 OMR 답안지를 교체하거나 "수정테이프"만을 사용하여 수정합니다.
* 답안카드는 반드시 시험시간 내에 작성을 완료합니다(시험 종료 후 작성시 해당 교시 "0"점 처리).

보건의료인 국가시험 답안카드

보건프로그램개발 및 평가 | 보 건 학 | 보건교육학 | 보건의료법규

(주) 영림미디어

시 험 직 종

(보건교육사 3급)국가시험

제 (1) 교 시
① ② ③ ④ ⑤ ⑥ ⑦ ⑧

문 제 유 형

홀수형( ) 짝수형( )

성 명

응 시 번 호

감독관성명
※ 정자기재

* 답안카드 작성(표기)은 반드시 "컴퓨터용 흑색 수성 사인펜"만을 사용합니다.
* 답란 수정은 OMR 답안지를 교체하거나 "수정테이프"만을 사용하여 수정합니다.
* 답안카드는 반드시 시험시간 내에 작성을 완료합니다(시험 종료 후 작성시 해당 교시 "0"점 처리).

보건의료인 국가시험 답안카드

보건프로그램개발 및 평가 | 보 건 학 | 보건교육학 | 보건의료법규

(주) 영림미디어

답안카드 작성시 유의사항

작성 예시: "보건교육사 3급", "제1교시", "홀수형", 응시번호가 "01010023", "홍길동"이 1번 문제의 정답을 "②"번으로 표기한 경우

시 험 직 종
(보건교육사3급) 국가시험

제 (1) 교 시
● ② ③ ④ ⑤ ⑥ ⑦ ⑧

문 제 유 형
홀수형(●) 짝수형( )

성   명
홍 길 동

응 시 번 호

0	1	0	1	0	0	2	3

감독관성명
※ 정자기재

1 ① ● ③ ④ ⑤
2 ① ② ③ ④ ⑤
3 ① ② ③ ④ ⑤
4 ① ② ③ ④ ⑤
5 ① ② ③ ④ ⑤
6 ① ② ③ ④ ⑤
7 ① ② ③ ④ ⑤
8 ① ② ③ ④ ⑤
9 ① ② ③ ④ ⑤
10 ① ② ③ ④ ⑤
11 ① ② ③ ④ ⑤
12 ① ② ③ ④ ⑤
13 ① ② ③ ④ ⑤
14 ① ② ③ ④ ⑤
15 ① ② ③ ④ ⑤
16 ① ② ③ ④ ⑤
17 ① ② ③ ④ ⑤
18 ① ② ③ ④ ⑤
19 ① ② ③ ④ ⑤
20 ① ② ③ ④ ⑤

응 시 자 유 의 사 항

○ 답안카드 작성(표기)은 반드시 "컴퓨터용 흑색 수성 사인펜"만을 사용하여야 합니다.
○ 연필, 볼펜 등의 사용 시 해당 문제가 "0점"처리될 수 있습니다.

1. 필기구: 컴퓨터용 흑색 수성 사인펜만을 사용하여야 합니다.
2. 시험 전 기재·표기 사항: 교시, 문제유형, 성명, 응시번호
   – 시험직종 란에는 "보건교육사3급" 등으로 해당 직종명을 기재해야 합니다.
   – 교시 란에는 해당 교시를 숫자로 기재하고 해당란에 표기해야 합니다.
   – 문제유형 란에는 배부 받은 문제지와 유형을 확인인하고 표기해야 합니다.
     (※응시번호 끝자리가 홀수이면 홀수형, 짝수이면 짝수형을 받아야 함)
   – 성명 란에는 응시자의 성명을 바르게 기재해야 합니다.
   – 응시번호 란에는 숫자로 기재하고 해당 란에 표기해야 합니다.
   – 답란은 "●"와 같이 완전하게 표기해야 합니다(※바르지 못한 표기(⊗①∅◑)를 하였을 경우에는
     불이익을 받을 수 있음).
3. 답란의 수정방법: 답란을 잘못 표기하였을 경우에는 OMR답안지를 교체하여 작성하거나, 수정테이프만을
   사용하여 답란을 수정합니다.
   – 수정테이프를 사용하여 천천히 지우고 수정한 후 수정테이프가 떨어지지 않게 손으로 눌러주어야
     합니다.
   – 불완전한 수정 처리로 인해 발생하는 책임은 응시자에게 있으니 주의합니다.
4. 답안카드는 훼손하거나 구겨지지 않도록 주의하며, 특히 답안카드 하단의 타이밍 마크(■■■■■■)를
   절대로 칼로 긁거나 훼손해서는 안됩니다.

(주) 영림미디어

답안카드 작성시 유의사항

작성 예시: "보건교육사 3급", "제1교시", "홀수형", 응시번호가 "01010023", "홍길동"이 1번 문제의 정답을 "②"번으로 표기한 경우

시 험 직 종
(보건교육사3급) 국가시험
제 (1) 교 시
● ② ③ ④ ⑤ ⑥ ⑦ ⑧
문 제 유 형
홀수형(●) 짝수형( )
성   명
홍 길 동
응 시 번 호
0 1 0 1 0 0 2 3
감독관성명
※ 정자기재

1 ① ● ③ ④ ⑤
2 ① ② ③ ④ ⑤
3 ① ② ③ ④ ⑤
4 ① ② ③ ④ ⑤
5 ① ② ③ ④ ⑤
6 ① ② ③ ④ ⑤
7 ① ② ③ ④ ⑤
8 ① ② ③ ④ ⑤
9 ① ② ③ ④ ⑤
10 ① ② ③ ④ ⑤
11 ① ② ③ ④ ⑤
12 ① ② ③ ④ ⑤
13 ① ② ③ ④ ⑤
14 ① ② ③ ④ ⑤
15 ① ② ③ ④ ⑤
16 ① ② ③ ④ ⑤
17 ① ② ③ ④ ⑤
18 ① ② ③ ④ ⑤
19 ① ② ③ ④ ⑤
20 ① ② ③ ④ ⑤

응 시 자 유 의 사 항

○ 답안카드 작성(표기)은 반드시 "컴퓨터용 흑색 수성 사인펜"만을 사용하여야 합니다.
○ 연필, 볼펜 등의 사용 시 해당 문제가 "0점"처리될 수 있습니다.

1. 필기구: 컴퓨터용 흑색 수성 사인펜만을 사용하여야 합니다.
2. 시험 전 기재·표기 사항: 교시, 문제유형, 성명, 응시번호
   – 시험직종 란에는 "보건교육사3급" 등으로 해당 직종명을 기재해야 합니다.
   – 교시 란에는 해당 교시를 숫자로 기재하고 해당란에 표기해야 합니다.
   – 문제유형 란에는 배부 받은 문제지와 유형을 확인인하고 표기해야 합니다.
     (※응시번호 끝자리가 홀수이면 홀수형, 짝수이면 짝수형을 받아야 함)
   – 성명 란에는 응시자의 성명을 바르게 기재해야 합니다.
   – 응시번호 란에는 숫자로 기재하고 해당 란에 표기해야 합니다.
   – 답란은 "●"와 같이 완전하게 표기해야 합니다(※바르지 못한 표기(①∅◑)를 하였을 경우에는
     불이익을 받을 수 있음).
3. 답란의 수정방법: 답란을 잘못 표기하였을 경우에는 OMR답안지를 교체하여 작성하거나, 수정테이프만을
   사용하여 답란을 수정합니다.
   – 수정테이프를 사용하여 천천히 지우고 수정한 후 수정테이프가 떨어지지 않게 손으로 눌러주어야
     합니다.
   – 불완전한 수정 처리로 인해 발생하는 책임은 응시자에게 있으니 주의합니다.
4. 답안카드는 훼손하거나 구겨지지 않도록 주의하며, 특히 답안카드 하단의 타이밍 마크(■■■■■)를
   절대로 칼로 긁거나 훼손해서는 안됩니다.

(주) 영림미디어

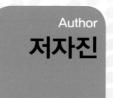
Author

저자 김정임

연세대학교, 연세대보건대학원 졸업

現 신장기술연구소 연구소장
   GMR edu 대표이사
   (https://gmredu.co.kr)
   이지리서치 대표이사
   (http://www.easyresearch.co.kr)

前 광주여자대학교 강의
   경북전문대학교 강의

저서 의무기록사 실전모의고사 외 다수

저자 이대호

現 문화체육관광부 우수도서 선정 심사위원
   국민독서문화진흥회(국립중앙도서관) 이사

前 한국글짓기지도회 이사 역임
   동화문화센터 강사 역임
   미세스키 신입사원 연수 강의
   국민독서문화진흥회 독서지도사 양성 강의
   초등학교 교과서 집필위원
   중학교 사회과 교과서 집필
   교학사 [표준전과] 국어과 집필
   한국교육개발원 진로지도 예화지도 집필
   한국교육개발원 사고력 신장 동화 집필
   창작동화집 장편 및 단편 동화집 20여 권 집필

 보건교육사 3급 실전모의고사

첫째판 1쇄 인쇄 2013년 1월 15일
첫째판 1쇄 발행 2013년 1월 20일

지 은 이 김정임, 이대호

발 행 인 이영임
기 획 이혜미
표지디자인 심현주

발행처 (주)영림미디어
주소 (121-838) 서울특별시 마포구 서교동 355-34 재강빌딩 4층
전화 (02) 6395-0045 / **팩스** (02) 6395-0046
등록 제2012-000356호(2012.11.1)

ISBN 978-89-969686-0-3
정가 15,000원